물만 먹어도
살찌는 습관
숨만 쉬어도
살 빠지는 습관

Original Japanese title: IKITERUDAKEDE YASERU ZUKAN
Copyright © 2021 SAORI MOTOJIMA
Original Japanese edition published by Seito-sha Co., Ltd.
Korean translation rights arranged with Seito-sha Co., Ltd.
through The English Agency (Japan) Ltd. and Eric Yang Agency, Inc

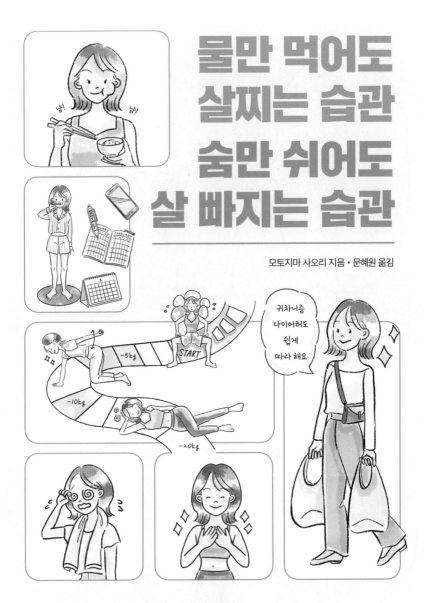

물만 먹어도
살찌는 습관
숨만 쉬어도
살 빠지는 습관

모토지마 사오리 지음 · 문혜원 옮김

포레스트북스

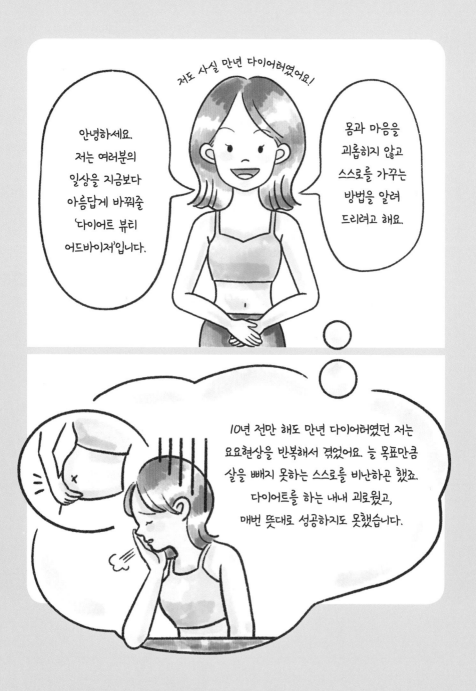

지금보다 체중이 20kg이나 더 나갔던 시절에는 몸이 자주 부었으며 냉증과 변비에 시달렸어요. 항상 타인과 나를 비교하며 스스로를 비난했습니다. 말 그대로 콤플렉스 덩어리였죠. 무슨 일이든 원하는 대로 되지 않았고, 모든 게 내 탓 같았어요.

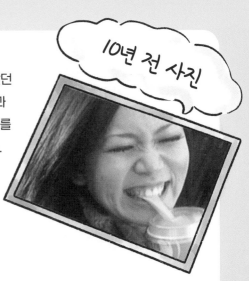

10년 전 사진

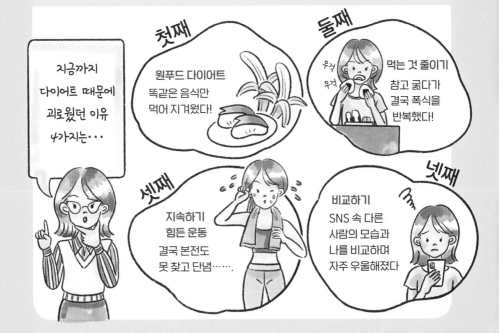

지금까지 다이어트 때문에 괴로웠던 이유 4가지는···

첫째
원푸드 다이어트 똑같은 음식만 먹어 지겨웠다!

둘째
우걱 우걱
먹는 것 줄이기 참고 굶다가 결국 폭식을 반복했다!

셋째
지속하기 힘든 운동 결국 본전도 못 찾고 단념······.

넷째
비교하기 SNS 속 다른 사람의 모습과 나를 비교하며 자주 우울해졌다

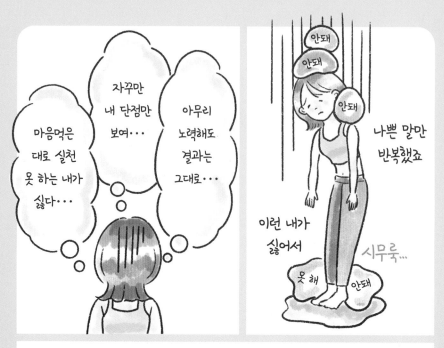

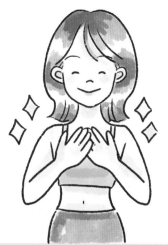

하지만 저는 뒤늦게 깨달았어요!

다이어트를 성공하려면
내 몸과 마음에 부담을 주지 않고
실천할 수 있는 사소한 습관부터
만들어야 한다는 것을요.

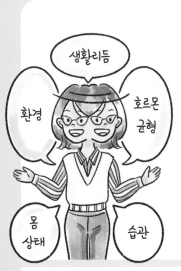

매일 변하는
몸과 마음의
리듬에 맞춰
할 수 있는 만큼
습관을 바꿔가기
시작했습니다.

그러자
제 몸과
생활이 점점
달라지기
시작했어요.

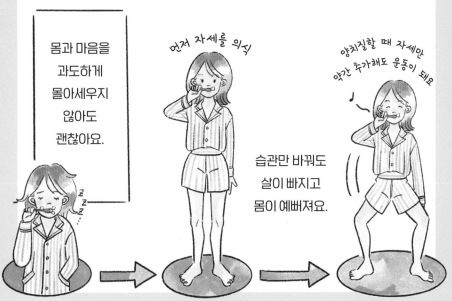

몸과 마음을
과도하게
몰아세우지
않아도
괜찮아요.

먼저 자세를 의식

습관만 바꿔도
살이 빠지고
몸이 예뻐져요.

양치질할 때 자세만
약간 추가해도 운동이 돼요

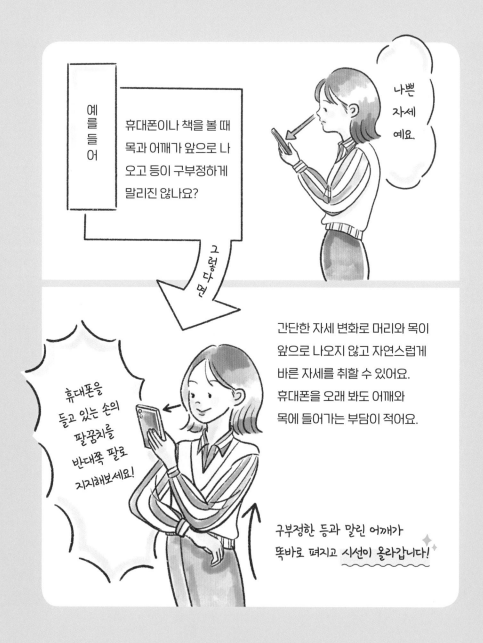

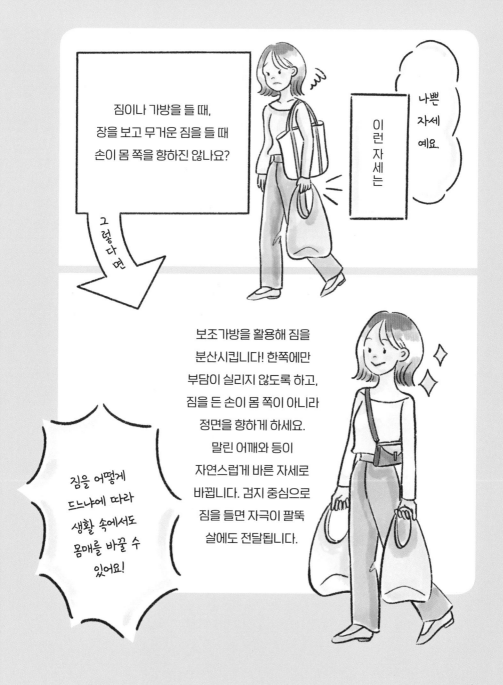

짐이나 가방을 들 때,
장을 보고 무거운 짐을 들 때
손이 몸 쪽을 향하진 않나요?

이런 자세는

나쁜 자세예요.

그렇다면

보조가방을 활용해 짐을
분산시킵니다! 한쪽에만
부담이 실리지 않도록 하고,
짐을 든 손이 몸 쪽이 아니라
정면을 향하게 하세요.
말린 어깨와 등이
자연스럽게 바른 자세로
바뀝니다. 검지 중심으로
짐을 들면 자극이 팔뚝
살에도 전달됩니다.

짐을 어떻게
드느냐에 따라
생활 속에서도
몸매를 바꿀 수
있어요!

9

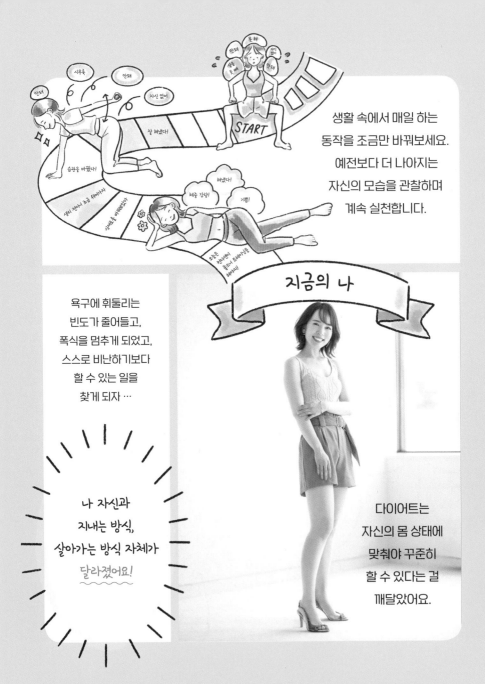

생활 속에서 매일 하는
동작을 조금만 바꿔보세요.
예전보다 더 나아지는
자신의 모습을 관찰하며
계속 실천합니다.

욕구에 휘둘리는
빈도가 줄어들고,
폭식을 멈추게 되었고,
스스로 비난하기보다
할 수 있는 일을
찾게 되자 …

나 자신과
지내는 방식,
살아가는 방식 자체가
달라졌어요!

지금의 나

다이어트는
자신의 몸 상태에
맞춰야 꾸준히
할 수 있다는 걸
깨달았어요.

이 책에서는 제가 직접 실천하고 있는
살 빠지는 좋은 습관과 몸과 마음이
아름다워지는 비법을 소개하려고 해요.

일상생활 틈틈
실천할 수 있는 습관을
쌓는 것이 중요해요!

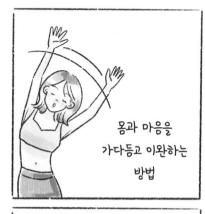

몸과 마음을
가다듬고 이완하는
방법

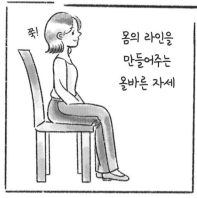

몸의 라인을
만들어주는
올바른 자세

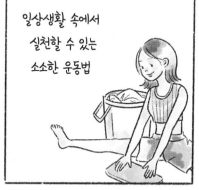

일상생활 속에서
실천할 수 있는
소소한 운동법

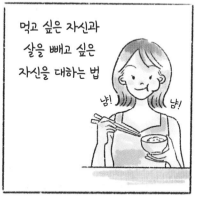

먹고 싶은 자신과
살을 빼고 싶은
자신을 대하는 법

저 역시 모든 습관을
매일 실천하지 않아요.

여러번 말하지만
자신의 몸과 마음 상태에 맞춰
실천하면 됩니다.

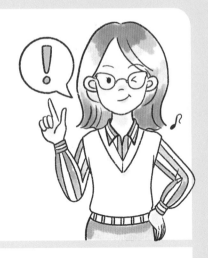

참고로 푹 쉬거나, 축 늘어진 상태로 휴식하는 시간 또한
심신을 다스리는 데 중요해요. 느긋하게 시간을 보내는 것도
날씬해지기 위한 관리법 중 하나예요.

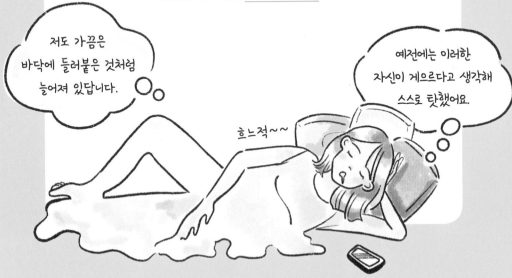

저도 가끔은
바닥에 들러붙은 것처럼
늘어져 있답니다.

흐느적~~

예전에는 이러한
자신이 게으르다고 생각해
스스로 탓했어요.

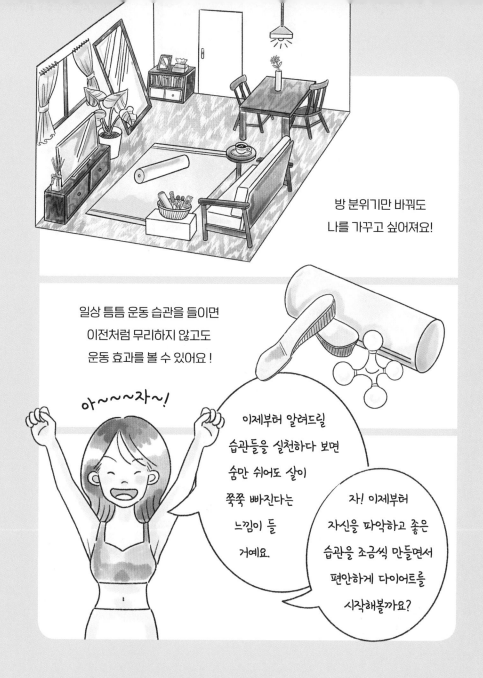

방 분위기만 바꿔도
나를 가꾸고 싶어져요!

일상 틈틈 운동 습관을 들이면
이전처럼 무리하지 않고도
운동 효과를 볼 수 있어요 !

아~~~자~!

이제부터 알려드릴
습관들을 실천하다 보면
숨만 쉬어도 살이
쭉쭉 빠진다는
느낌이 들
거예요.

자! 이제부터
자신을 파악하고 좋은
습관을 조금씩 만들면서
편안하게 다이어트를
시작해볼까요?

시작하기 전에 전달하고 싶은 내용 1

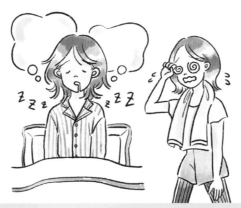

습관을 만들 때, 자신에 대해 잘 파악해두는 편이 좋아요!

여러분은 자신에 대해 얼마나 알고 있나요?

내 몸과 마음의 리듬을 파악하지 못하고, 일상생활에 휘둘린 채 살아가진 않나요?

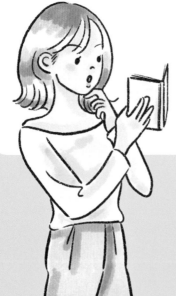

한 달 동안 자신의 리듬을 파악하면 나에게 적합한 방법이 무엇인지 컨디션 조절은 어떻게 해야 하는지 보이기 시작할 거예요!

달력이나
애플리케이션에
현재의 나에 대해
기록하고 살펴보면서
몸과 마음의
리듬을 확인합니다.

저도 나만의 일기예보를 만들고,
나를 알기 위한 기록을 해왔어요.

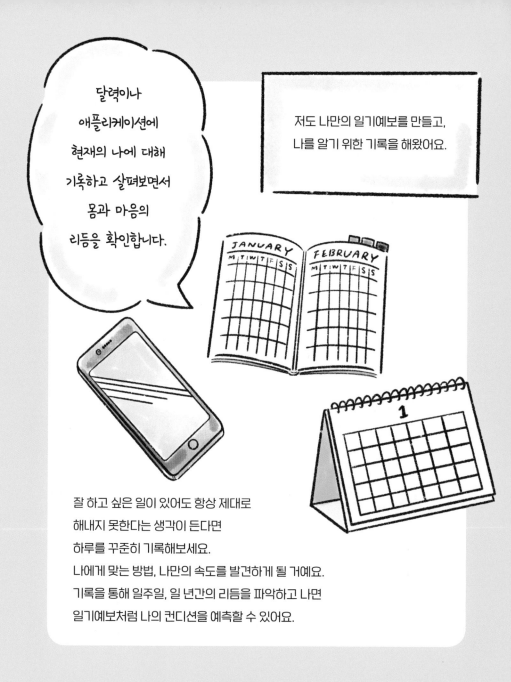

잘 하고 싶은 일이 있어도 항상 제대로
해내지 못한다는 생각이 든다면
하루를 꾸준히 기록해보세요.
나에게 맞는 방법, 나만의 속도를 발견하게 될 거예요.
기록을 통해 일주일, 일 년간의 리듬을 파악하고 나면
일기예보처럼 나의 컨디션을 예측할 수 있어요.

'나'의 컨디션 예보 달력

매일 바쁘게 지내다 보면 몸과 마음의 변화를 알아차리지 못합니다. 내가 매일매일 어떻게 변하는지 살펴보는 습관을 들여 보세요. 이때 기록이 중요합니다. 기록하면 컨디션이 좋고 나쁠 때 나타나는 증상이나 자신의 리듬을 파악할 수 있어요. 지금까지 전혀 알지 못했던 사실을 깨닫게 될 때도 있습니다. 나의 컨디션을 미리 파악하기 시작하면 필요할 때는 쉬어가도록 미리 스케줄을 조절하거나 시간을 어떻게 활용할지 계획을 세우기 쉬워져요. 바쁜 업무 상황, 생리 전과 같이 컨디션이 안 좋아지는 시기를 미리 알 수 있어 '오늘은 마음에 비가 내릴 확률이 높으니까' 하고 필요 이상으로 자신을 다그치는 대신에 있는 그대로 받아들일 때가 많아졌어요.

계절에 따른 온도, 호르몬 균형, 업무 상황에 따라 매일 몸 상태와 동기부여는 달라집니다. 지극히 자연스러운 일이지요. 우선 '오늘은 어땠는지' 기록을 해보도록 해요. 몸 상태는 어떤지, 늦게 잔 날은 언제인지 등 내게 어떠한 리듬이나 패턴이 있는지 파악할 수 있도록 전부 기록으로 남겨보세요. 예시를 먼저 보여드릴게요.

매일 시선이 닿는 공간에
펜과 함께 두면 기록하기 쉬워요!

이렇게 써봅니다.

월	화	수	목	금	토	일
1 ○	2 ☹ △ ③	3 ☺ 🏋	4 △	5 ☺ 🌙	5 ○ ③	6 ☺ △ ④
7 ☹ △ ③	8 ☺ 🌙	9 ☹ ②	10 ☺ △ ②	11 😐 △ ♥ ③	12 ☹ ♥ ③	13 ☹ △ ♥ ④
14 ☺ ○ ♥ ⑤	15 ○ ♥ ⑤	16 ☺ ◎ ♥	17 ◎ 🏋	18 ☹ 🌙	19 ☺ △	20 ☺
21 ☺ ○	22 ☹ ○ 🌙	23 ☺ ◎ ②	24 ☺ ○ ④ 🌙 🏋	25 ☺ ○	26 ☺ ○	27 ☺ ○ ⑤
28 ☺ ○	29 😐 ○ 🌙	30 ☹ ○ ④ △	31 ☹ ○ 🏋 ③			

◎○△✕ ··· 대변 상태   1 2 3 4 5 ··· 컨디션 등급

😄 ☺ 😐 ☹ 😖 ··· 마음 상태   ♥ ··· 생리   🌙 ··· 늦게 잔 날   🏋 ··· 트레이닝

기록은 작은 것부터 시작해도 좋아요. 아직 습관이 들지 않아 어색하다면 기록하고 싶은 것만 간단하게 쓰는 식으로 장벽을 낮춰서 시작해도 괜찮습니다. 몸과 마음에 관련된 것(술 먹은 날, 늦게 잔 날 등)을 메모할 땐 기호를 넣어보세요.

기록은 이렇게 활용할 수 있어요
기록을 보니 월요일마다 늦게 자는 경향이 있다. → 이유를 생각해보니 화요일 정기회의에서 ○○가 한 말이 트라우마가 되었다. → 그래서 월요일 밤이 되면 우울해져 늦게까지 TV를 본다. → ○○와 대화를 한번 해보자.

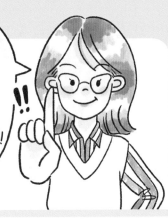

다음으로
몸과 마음의
흐름을
파악해봅시다!

시작하기 전에
전달하고 싶은 내용 2

달력으로 한 달간의
리듬을 파악했다면
이제는 일주일, 일 년의 흐름을
기록해보세요!

컨디션의 흐름을 파악하는 일도
나만의 일기예보 기록이 돼요.

자신의 속도를 무시하고
목표를 향해 무조건 달린다

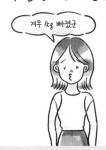

겨우 1kg 빠졌군

몸과 마음의
변화에 휘둘린다

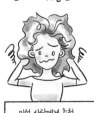

이런 사람에게 추천

모든 일이 잘 안 풀리고,
꾸준히 지속하기가 어렵다

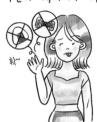

휙~

예를 들면…

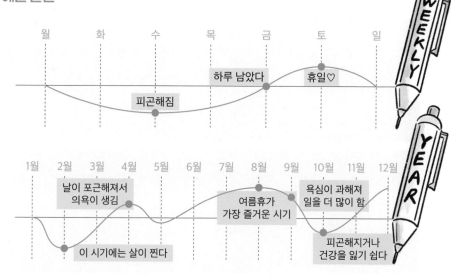

월　화　수　목　금　토　일

WEEKLY

하루 남았다
휴일♡
피곤해짐

1월　2월　3월　4월　5월　6월　7월　8월　9월　10월　11월　12월

YEAR

날이 포근해져서
의욕이 생김

여름휴가
가장 즐거운 시기

욕심이 과해져
일을 더 많이 함

이 시기에는 살이 찐다

피곤해지거나
건강을 잃기 쉽다

컨디션이 좋아지거나 나빠지는 이유는 제각기 다릅니다.
자신만의 고유한 컨디션과 리듬의 흐름을 바라보세요.

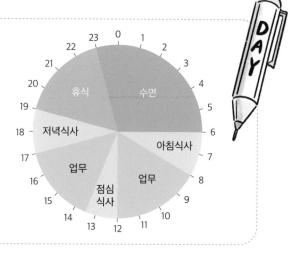

하루 동안 자신이 시간을 어떻게
쓰고 있는지 기록해보세요. 평일과
휴일을 나눠 써도 됩니다. 다 쓴 후
에는 기록을 보며 어떤 느낌이 드
는지도 남겨보세요. 만약 조금 더
시간 활용을 잘 하고 싶다면 우선
10%만 바꾸는 선에서 할 수 있는
일이 무엇인지 생각해보세요. 사
소할지라도 천천히 착실하게 쌓아
올리면 됩니다.

DAY

휴식
수면
저녁식사
아침식사
업무
업무
점심
식사

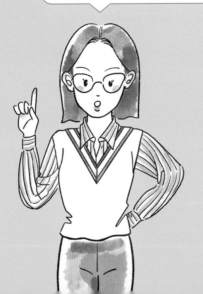

작은 습관부터 차근차근
살 빠지는 습관으로 만들어봐요!

· 차례 ·

CHAPTER 1

자세만 바꿔도 살이 빠진다

CHAPTER 2

아침 루틴을 만들었더니 살이 빠진다

출퇴근만 했을 뿐인데 살이 빠진다

평소처럼 움직였을 뿐인데 살이 빠진다

CHAPTER 5

집안일만 했을 뿐인데 살이 빠진다

CHAPTER 6

잘 쉬었을 뿐인데 살이 빠진다

CHAPTER 7

식습관만 바꿨을 뿐인데 살이 빠진다

자세만 바꿔도 살이 빠진다

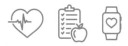

우리가 일상생활에서 가장 기본적으로 취하는 동작은 서기, 걷기, 앉기와 같은 자세입니다. 하루 중 대부분을 서고, 걷고, 앉아 있으니 이 자세가 '모든 동작의 기본'이라고 해도 과언이 아니지요.

그런 만큼 균형이 흐트러진 자세나 잘못된 걸음걸이를 바로잡지 않고 방치하면 시간이 지나면서 어느새 몸 전체가 조금씩 바뀝니다. 틀어지거나 통증이 생기는 가 하면, 배가 볼록 튀어나오기도 하고, 대사의 흐름이 원활하게 이루어지지 않아 쉽게 살찌는 몸으로 변해요.

숨만 쉬어도 살이 빠지는 몸을 만들려면 우선 동작의 기본인 서기, 걷기, 앉기 자세부터 다시 살펴봐야 합니다. 좋은 자세는 살이 쉽게 빠지는 몸을 만들어줘요. 게다가 자세를 바로잡는 순간부터 날씬해 보이는 효과까지 누릴 수 있습니다.

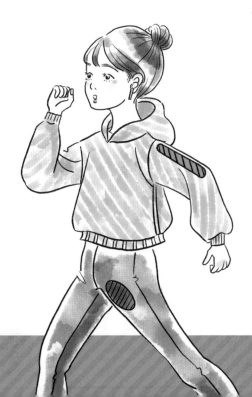

평소에 나는 어떻게 서 있을까?

선 자세는 가장 기본적인 자세이면서 가장 중요한 자세예요. 평상시에 체중을 어디에 싣고 서 있는지에 따라 몸매가 달라지기 때문이죠. 허벅지 바깥쪽 또는 앞쪽에 체중을 싣고 서 있다 보면, 이 부위에 있는 근육들은 온몸을 지탱하느라 안간힘을 쓰게 됩니다. 그러면 허벅지 바깥쪽 또는 앞쪽이 과도하게 발달하고 몸매도 망가져요. 그러므로 서 있을 때는 발바닥과 허벅지 안쪽에 체중을 싣고, 앞으로 기우는 대신 뒤쪽에 중심을 두려고 의식해보세요. 허벅지 형태가 점차 달라진답니다.

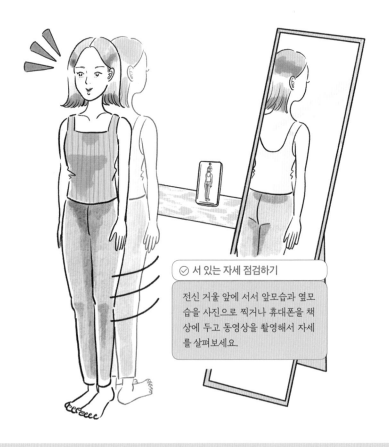

✅ 서 있는 자세 점검하기

전신 거울 앞에 서서 앞모습과 옆모습을 사진으로 찍거나 휴대폰을 책상에 두고 동영상을 촬영해서 자세를 살펴보세요.

무게 중심에 따라 달라지는 몸

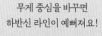
무게 중심을 바꾸면
하반신 라인이 예뻐져요!

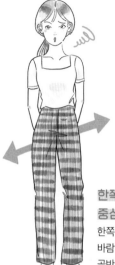

한쪽 다리에
중심을 두는 타입
한쪽 다리에만 체중을 싣는
바람에 좌우 균형이 무너져
골반이 틀어진 상태다.

바깥쪽에
중심을 두는 타입
새끼발가락에 체중을 싣다
보니 다리 바깥쪽이 튼실해
진 상태다.

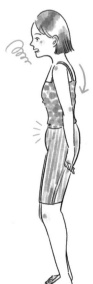

발가락에
중심을 두는 타입
등이 굽어 있으면 무게 중심
이 발가락에 실린다. 그러면
등 부위는 약해지고, 배는 볼
록 나오며, 엉덩이는 처진다.

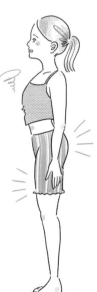

앞쪽에
중심을 두는 타입
무게 중심이 앞쪽에 실리면서
허리뼈가 앞으로 과하게 굽었
고 허벅지 앞쪽이 튼실해졌다.

바르게 서기만 해도
살이 빠진다

누가 위에서
정수리를 잡아당긴다고
상상한다

귀·어깨·허리·무릎
높이는 각각 수평하게 둔다

팔은 몸에 붙인다

손바닥이 약간 앞을 향하게
두면 가슴이 쉽게 열린다

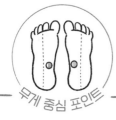

무게 중심 포인트

· 무게 중심은 안쪽 복사뼈 바
  로 아래에 둔다.
· 무심코 바깥쪽에 중심을 두
  는 사람은 신발 깔창을 바꿔
  보자.

발뒤꿈치 사이는 주먹 하나
들어갈 정도로 벌리고,
발가락은 약간 바깥쪽을
향하게 한다

하루에 3~5분 정도 의식적으로 바르게 서 있는 연습을 해보세요. 지하철에서 서 있을 때, 양치질을 할 때 등 틈이 날 때마다 아래 포인트를 따라 바르게 서세요.

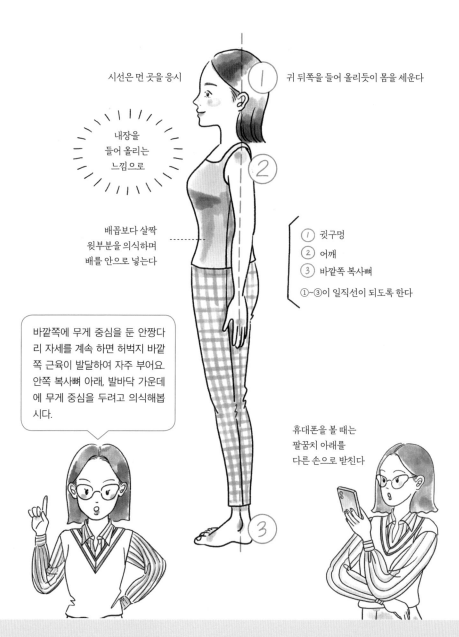

시선은 먼 곳을 응시

① 귀 뒤쪽을 들어 올리듯이 몸을 세운다

내장을
들어 올리는
느낌으로

배꼽보다 살짝
윗부분을 의식하며
배를 안으로 넣는다

① 귓구멍
② 어깨
③ 바깥쪽 복사뼈
①~③이 일직선이 되도록 한다

바깥쪽에 무게 중심을 둔 안짱다
리 자세를 계속 하면 허벅지 바깥
쪽 근육이 발달하여 자주 부어요.
안쪽 복사뼈 아래, 발바닥 가운데
에 무게 중심을 두려고 의식해봅
시다.

휴대폰을 볼 때는
팔꿈치 아래를
다른 손으로 받친다

바른 자세를 만드는 골반 교정 스트레칭

오랫동안 몸을 쓰다 보면 잘못된 습관이 들기 마련입니다. 바른 위치에 있던 골반도 자세에 따라 앞으로 기울어지거나 뒤로 기울어지는 등 조금씩 틀어지기 쉽습니다. 자신의 골반 위치를 파악한 다음 스트레칭을 통해 골반을 교정해보세요. 골반 위치만 바로잡아도 바른 자세를 만들기 쉬워집니다.

골반 중심이 앞으로 기울어졌다면

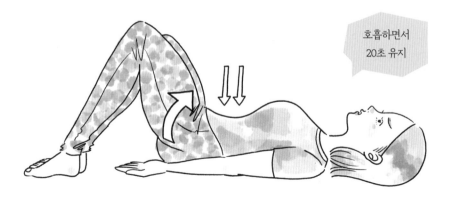

호흡하면서
20초 유지

과하게 뒤로 젖혀진 허리 바로잡기
1 똑바로 누워서 양쪽 무릎을 세운 후 항문이 위로 향하듯 허리를 말고 등은 바닥에 댄다.
2 배꼽을 바닥에 붙이듯 쏙 집어넣으며 숨을 내쉰다.

허벅지 앞쪽 늘리기

1 바닥에 손을 짚은 상태에서 한쪽 무릎을 접고 다른 한쪽은 쭉 뻗는다.
2 천천히 누워 앞쪽 허벅지가 시원하게 늘어나는 듯한 위치에서 자세를
   유지한다.

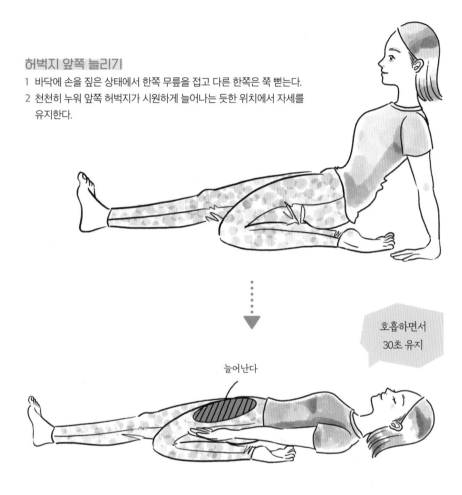

호흡하면서
30초 유지

늘어난다

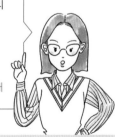

(Check) **나의 골반 위치를 알아보자**

| 체크 방법 | 머리, 엉덩이, 발뒤꿈치 세 군데 모두 벽에 붙여 선 다음, 벽과 허리
사이에 생긴 틈 안으로 손을 넣었을 때 공간이 얼마나 남는지 살펴보세요.

· **틈에 손이 들어가지 않는다.** → 골반 중심이 뒤로 기울어진 상태
· **손바닥이 들어간다.** → 문제 없음
· **손바닥 두 개 이상 또는 주먹이 들어간다.** → 골반 중심이 앞으로 기울어진 상태

35

등 늘리기

손과 무릎을 바닥에 둔 테이블 자세에서 등을 뒤로 젖히고 턱을 위로 든다. 배꼽은 가장 아래에, 엉덩이는 위를 향하게 둔다.

※하지만 허리뼈가 과하게 앞으로 기운 상태라면 척추 질환이 의심되니 이처럼 몸을 뒤로 젖히는 스트레칭은 좋지 않다.

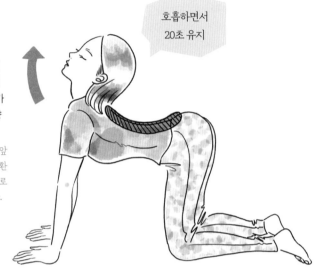

호흡하면서
20초 유지

허벅지 뒤쪽 늘리기

벽을 마주 보고 앉아 한쪽 발 뒷면을 벽에 붙인다. 상반신 자세가 흐트러지지 않도록 골반을 접듯이 약간 앞으로 기울인다. 허벅지 뒤쪽이 시원하게 늘어나는 것을 느껴보자.

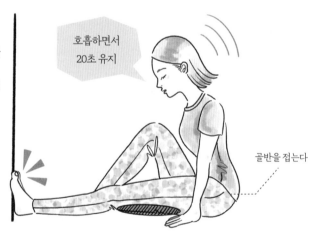

호흡하면서
20초 유지

골반을 접는다

가슴을 열고 등 모으기

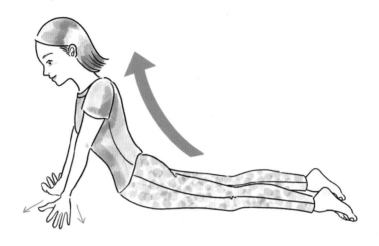

1 엎드린 상태에서 팔 힘으로 상반신을 일으킨다. 손가락은 옆을 향하게 둔다.

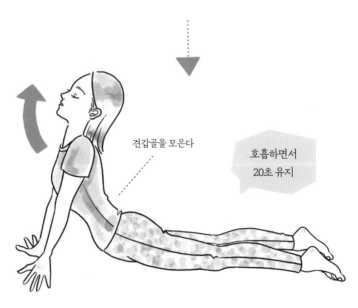

견갑골을 모은다

호흡하면서
20초 유지

2 견갑골(날개뼈)을 모으는 자세를 취하고 턱을 확실히 위로 든다.

평소에 나는 어떻게 걷고 있을까?

일상생활을 하면서 걷기는 빠질 수 없는 동작이죠. 예전에 저는 걸음 수에만 신경을 썼지, 걷는 자세가 중요하다는 생각은 하지 않았어요. 하지만 어떻게 몸을 사용해야 살이 빠지는지 알고 나서는 뒤에 있는 다리로 지면을 강하게 내디디며 걷기 시작했습니다. 그러자 늘 팽팽하게 부어 있던 다리가 부드러워져 굽이 있는 신발을 신어도 발이 아프지 않더군요. 게다가 자연스럽게 엉덩이와 코어 근육을 쓰며 걷다 보니 짧은 거리를 걸어도 후끈후끈해졌어요. 전신을 사용해 걷고 있다는 걸 몸소 느꼈어요.

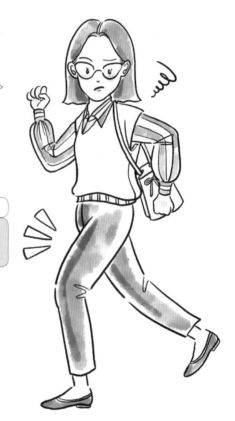

앞에 나오는 발에 힘을 주며 걸었기 때문에 허벅지 앞쪽이 팽팽하게 붓곤 했어요.

⊘ 자세를 바꿨더니…

허벅지 앞쪽이 점점 가벼워졌어요!

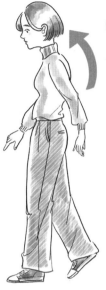

작은 보폭 타입
발바닥 전체를 동시에 땅에 착지하며 작은 보폭으로 걷다 보니 등이 굽었다.

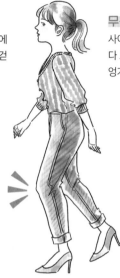

무릎이 굽은 타입
사이즈가 맞지 않는 힐을 신다 보니 무릎이 굽어 자세가 엉거주춤해졌다.

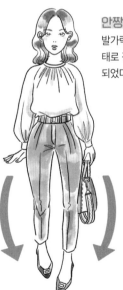

안짱다리 타입
발가락 끝이 안쪽을 향한 상태로 걷다 보니 O자 다리가 되었다.

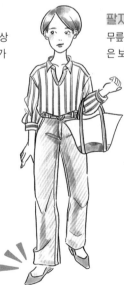

팔자걸음 타입
무릎이 바깥을 향해 있고 넓은 보폭에 팔자로 걷는다.

바르게 걷기만 해도 살이 빠진다

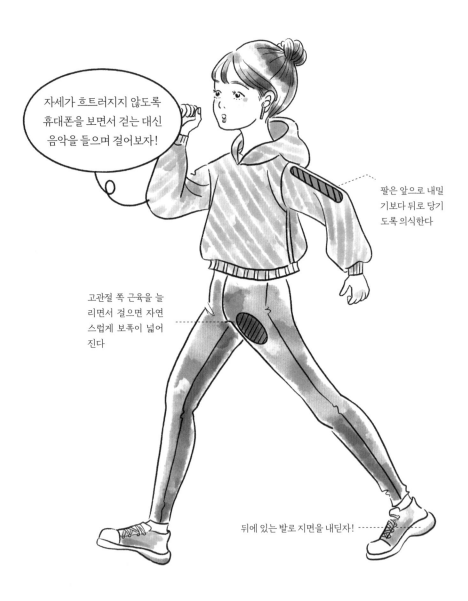

자세가 흐트러지지 않도록 휴대폰을 보면서 걷는 대신 음악을 들으며 걸어보자!

팔은 앞으로 내밀기보다 뒤로 당기도록 의식한다

고관절 쪽 근육을 늘리면서 걸으면 자연스럽게 보폭이 넓어진다

뒤에 있는 발로 지면을 내딛자!

고관절 쪽 근육을 늘린다고 생각하며 걸어보세요. 사타구니부터 허벅지까지 스트레칭도 되고 엉덩이 근육을 쓰니 탄탄한 애플힙은 물론 라인이 살아 있는 다리를 만들 수 있어요.

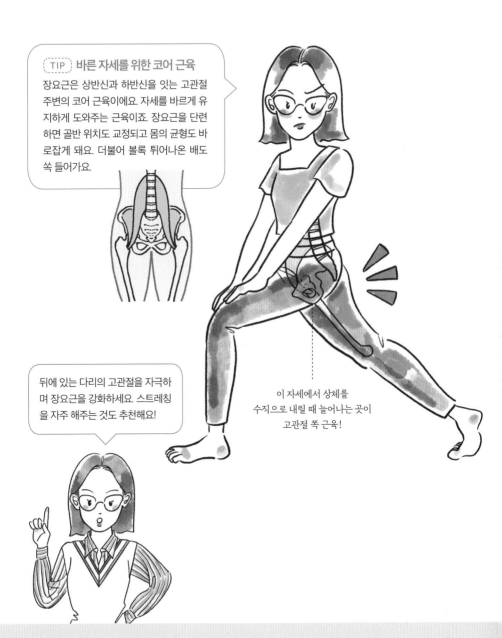

TIP 바른 자세를 위한 코어 근육

장요근은 상반신과 하반신을 잇는 고관절 주변의 코어 근육이에요. 자세를 바르게 유지하게 도와주는 근육이죠. 장요근을 단련하면 골반 위치도 교정되고 몸의 균형도 바로잡게 돼요. 더불어 볼록 튀어나온 배도 쏙 들어가요.

뒤에 있는 다리의 고관절을 자극하며 장요근을 강화하세요. 스트레칭을 자주 해주는 것도 추천해요!

이 자세에서 상체를 수직으로 내릴 때 늘어나는 곳이 고관절 쪽 근육!

좋은 자세는 신발이 결정한다

(Check 1) 내 발 모양과 맞는가?

신발을 살 때는 꼭 직접 신어보고 자신의 발에
맞는지 체크하자!

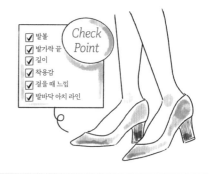

☑ 발볼
☑ 발가락 끝
☑ 길이
☑ 착용감
☑ 걸을 때 느낌
☑ 발바닥 아치 라인

Check Point

(Check 2) 발목에 부담이 가지 않는가?

통굽 구두 또는 걸을 때마다 신발이 지면에 닿
는 소리가 나는 슬리퍼는 발목에 부담을 주고,
발목을 굵어지게 만든다.

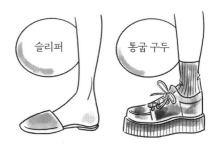

슬리퍼   통굽 구두

(Check 3) 구두 굽의 높이는 적당한가?

맨발 상태에서 두 발을 모은 후 까치발을
할 때 자세를 유지할 수 있는 높이가 적당하다.
또한 굽이 두툼해야 안정감 있다.

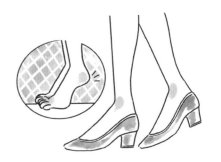

발 모양에 맞게
신발 내부를
바꿀 수 있어요

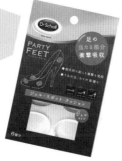
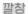

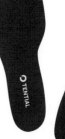
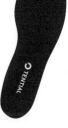

깔창

발바닥의 아치를 지지해줄
깔창. 평발인 사람에게도
추천한다.

아치를 지지해주니
많이 걸어도 발이
아프지 않아요

젤 쿠션

발가락이나 발뒤꿈치 등 부위별로 있는
젤 쿠션. 발뒤꿈치, 발가락이 닿는 신발
안쪽에 부분적으로 붙일 수 있다.

신발에 넣기만 해도
몸의 균형이
달라져요!

뒤꿈치가
신발에 쓸려 물집이
생길 일이 없어요

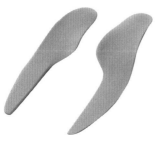

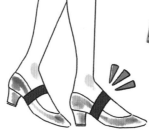

O자 다리용 깔창

중심이 세 군데로 분산되는 깔창을
신발에 넣고 신으면 체중이 다르게
실린다는 걸 바로 알 수 있다.

슈즈 핏 밴드

발걸음을 뗄 때마다 지면에
닿는 신발을 발에 고정시킬
수 있어서 발목에 부담이 덜
간다.

바르게 앉자

평소에 나는 어떻게 앉아 있을까?

오랫동안 계속 앉아 있으면 목, 어깨, 허리 부위가 결리거나 통증이 생기는데요. 골반을 세워서 앉지 않을 때 이러한 증상이 심하게 나타날 수 있어요. 골반은 상반신과 하반신을 연결하고, 몸의 중요한 장기들을 지지하는 중심축입니다. 골반이 제대로 서 있지 않으면 척추, 목, 어깨 주변이 굽어 복부 안쪽까지 압박하게 됩니다. 또 근육과 관절이 비틀어져 통증이 생기거나 몸의 라인이 망가져요. 통증 예방 및 개선을 위해서도 골반 위치를 늘 의식해야 합니다. 그럼 허리와 등에도 탄력이 생겨요.

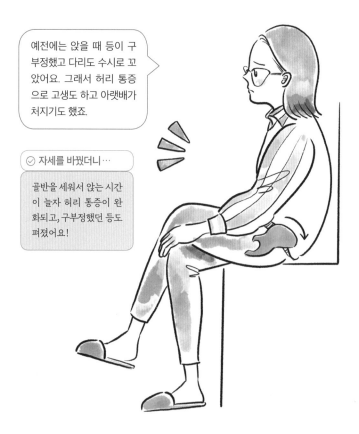

예전에는 앉을 때 등이 구부정했고 다리도 수시로 꼬았어요. 그래서 허리 통증으로 고생도 하고 아랫배가 처지기도 했죠.

⊘ 자세를 바꿨더니…

골반을 세워서 앉는 시간이 늘자 허리 통증이 완화되고, 구부정했던 등도 펴졌어요!

앉은 자세에 따라 골반이 달라진다

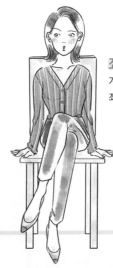

좌우 골반 불균형
계속 다리를 꼬고 앉아 있어
좌우 골반이 불균형해졌다.

**앞으로
기울어진 골반**
허리를 바로 세우려고
허리를 과도하게 젖히
는 바람에 골반이 앞
으로 기울어졌다.

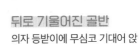

뒤로 기울어진 골반
의자 등받이에 무심코 기대어 앉
다 보니 골반이 뒤로 기울어졌다.

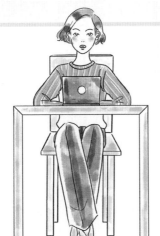

구부정한 등 & 뒤로 기울어진 골반
팔꿈치를 벌린 상태로 일을 하다 보니 등이
구부정해지고 골반은 뒤로 기울어졌다.

바르게 앉기만 해도 살이 빠진다

앉을 때는 골반을 세운 상태에서 겨드랑이를 조이고 발바닥을 지면에 붙이려고 노력하세요. '엉덩이가 닿는 즉시 골반을 세운다'고 머릿속에 되새기며 꾸준히 실천해보세요. 습관이 되면 몸이 먼저 반응해요.

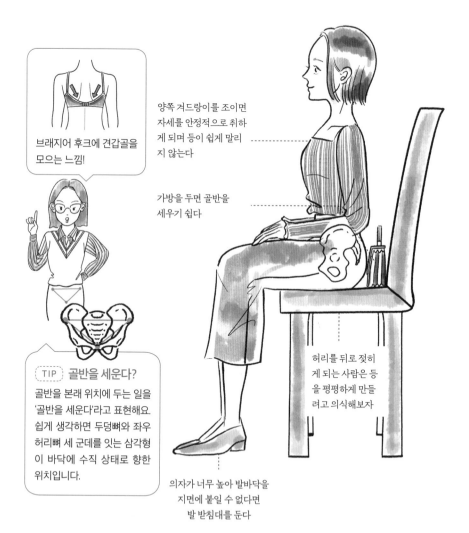

브래지어 후크에 견갑골을 모으는 느낌!

양쪽 겨드랑이를 조이면 자세를 안정적으로 취하게 되며 등이 쉽게 말리지 않는다

가방을 두면 골반을 세우기 쉽다

허리를 뒤로 젖히게 되는 사람은 등을 평평하게 만들려고 의식해보자

(TIP) 골반을 세운다?

골반을 본래 위치에 두는 일을 '골반을 세운다'라고 표현해요. 쉽게 생각하면 두덩뼈와 좌우 허리뼈 세 군데를 잇는 삼각형이 바닥에 수직 상태로 향한 위치입니다.

의자가 너무 높아 발바닥을 지면에 붙일 수 없다면 발 받침대를 둔다

앉아서 컴퓨터나 휴대폰을 사용할 때 시선을 올리도록 노력해보세요. 자연스럽게 등이 쭉 펴져요. 휴대폰을 볼 때는 팔꿈치를 지지해줄 쿠션 등을 끼워 높이를 조정하고, 노트북은 눈 높이에 맞춰서 놓을 수 있도록 지지대를 이용하면 좋아요.

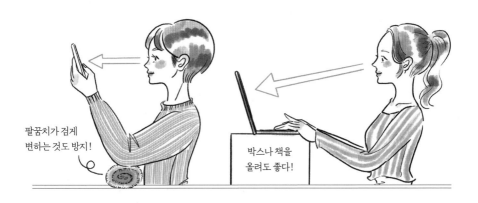

팔꿈치가 검게
변하는 것도 방지!

박스나 책을
올려도 좋다!

의자는 이렇게 고르세요

등, 허리가
둥글게 말린다면

⋯ 자세 교정 의자나 자세를
교정해주는 물건으로
골반을 세워보자. 의자에
깔고 앉으면 골반을 세워준다.

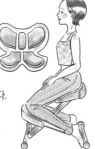

다리를 꼬는 습관이 있고
앉으면 엉덩이가 결린다면

⋯ 짐볼 위에 앉으면
다리를 꼬기 어렵고
엉덩이가 체중도
분산된다.

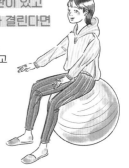

사무실 의자를 고를 때는

⋯ 책상 업무용으로는 내 몸과 방석 두께에 맞춰
자유롭게 높이를 조절할 수 있는 의자가 좋다.

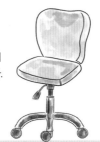

바닥에 앉을 때도 골반을 세우자

맨바닥에 앉으면 골반을 세우기 어려우니 반드시 밑에 무언가를 깔고 앉아야 해요. 어느 정도 높이가 자신의 몸에 맞을지 골반 상태를 확인할 필요가 있습니다. 방석이나 이불, 수건 등을 쌓아 높이를 조절해보세요. 골반을 잘 세울 수 있는 높이를 파악하면 방석 고르기도 한결 수월해져요.

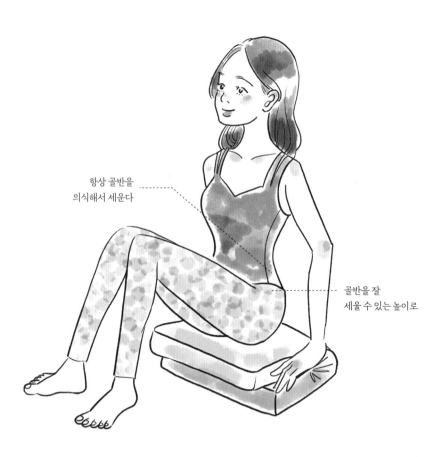

항상 골반을
의식해서 세운다

골반을 잘
세울 수 있는 높이로

허리와 골반의 부담을 덜어주는 물건들

허리나 골반에 부담이
적어야 골반을 바로
세울 수 있어요.

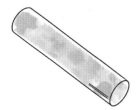

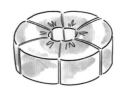

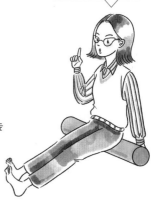

★★★
운동용 폼롤러
엉덩이 근육을 풀면서 앉을
수 있다.

★★★
두툼한 플로어 쿠션
골반을 세우기 쉽다. 약간 높
이가 있는 것을 추천한다.

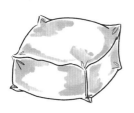

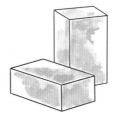

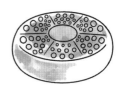

★★★
푹신푹신한 빈백
앉으면 몸에 착 감기기 때문
에 느긋하게 쉬고 싶을 때
이용하면 좋다.

★★★
요가 블록
가벼워서 여러 개를 조합하
거나 세로 방향으로 두고 사
용할 수 있다.

★★★
얇은 짐볼 방석
복근도 조금씩 단련할 수 있다.

이동할 때도 자세를 바르게 유지하자

운전할 때
- 자신의 몸에 맞춰 좌석 위치를 조절한다.
- 바른 자세를 위한 쿠션과 방석을 준비한다.

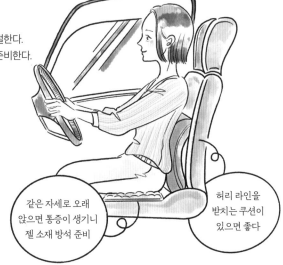

같은 자세로 오래 앉으면 통증이 생기니 젤 소재 방석 준비

허리 라인을 받치는 쿠션이 있으면 좋다

지하철이나 버스를 탈 때
- 등받이에 기대지 말고 등을 곧게 펴서 앉는다.
- 엉덩이를 좌석 안쪽 깊숙한 곳까지 붙여 앉는다.

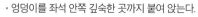

자세를 바꾸면 살이 저절로 빠진다

서기, 걷기, 앉기는 기본 동작입니다. 우리는 하루 중 대부분을 이 세 가지 동작으로 생활하기 때문에 목이나 허리에 부담을 주는 잘못된 자세를 취하면 체형 역시 그대로 바뀌게 됩니다. 하지만 평소에 잘 쓰지 않는 근육을 이완하며 풀어주거나 단련하다 보면 몸을 다시 예쁘게 바꿀 수 있어요. 그러기 위해서는 일상생활 중 의식적으로 올바른 자세를 취하도록 습관을 만들 필요가 있습니다. 할 수 있는 것부터 하나하나 실천해 습관을 들이면 자세가 바뀝니다. 자세가 달라지면 건강도 좋아지므로 몸속까지 아름다워져요.

바르게 서는 연습

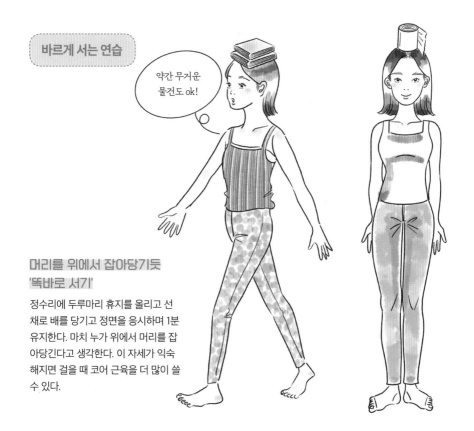

약간 무거운 물건도 ok!

머리를 위에서 잡아당기듯 '똑바로 서기'

정수리에 두루마리 휴지를 올리고 선 채로 배를 당기고 정면을 응시하며 1분 유지한다. 마치 누가 위에서 머리를 잡아당긴다고 생각한다. 이 자세가 익숙해지면 걸을 때 코어 근육을 더 많이 쓸 수 있다.

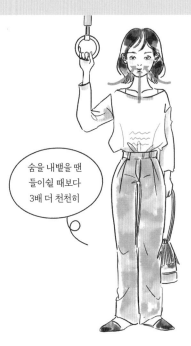

숨을 내뱉을 땐
들이쉴 때보다
3배 더 천천히

신호를 기다리며
'질 트레이닝'

양쪽 다리의 발가락이 바깥을 향하게 두고 질을 안으로 끌어당기듯 엉덩이를 조인다. 복부를 지탱하는 골반저근이 단련되어 안정적인 자세를 취할 수 있고 혈액 순환이 좋아져 냉증 예방에도 도움이 된다.

팔자 모양으로

지하철에서 버스에서
'배 집어넣고 호흡하기'

지하철이나 버스에서 서 있을 때 배를 쏙 집어넣고 호흡하는 '드로인(draw-in)'을 실시한다. 배 앞쪽에 있는 복직근이 강화되면 허리 주변 근육도 강화된다.

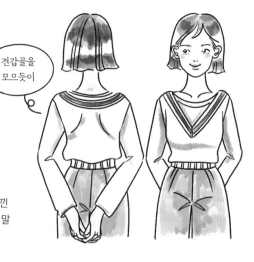

견갑골을
모으듯이

가슴을 쫙 펴려면
'뒷짐 지고 손깍지 끼기'

서 있을 때 뒷짐을 진 상태에서 손깍지를 낀다. 가슴이 열리며 자세가 쭉 펴져 어깨도 말리지 않는다.

바르게 걷는 연습

신호 대기 중 자세 균형 트레이닝

1 왼쪽과 오른쪽 발을
세로로 된 일직선상에
두고 선다.

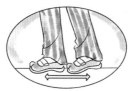

2 앞발의 발가락과 뒷발
의 뒤꿈치를 동시에
들어올려 10초 유지
한다.

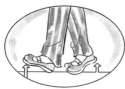

3 앞발과 뒷발 위치를
맞바꿔서 실시한다.

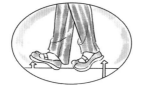

걸을 때도 바른 자세를
유지하게 해준다

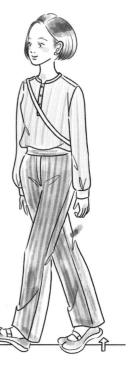

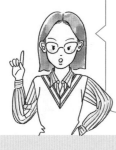

(ITEM) 더 걷고 싶어지는 추천 아이템

압박 양말
압박 양말을 신고 생활하면 다리가 쉽게 붓지 않아요.

걸음 수를 계산해주는 애플리케이션
걸음 수를 명확히 알려주어 목표 달성치를 확인하기 좋아요. 요일별 평균까지
나와 비교하기도 편해요.

취향에 딱 맞고 편한 운동화
걷기 편할 뿐만 아니라 디자인도 취향에 맞춰 고르면 걷기가 즐거워요.

53

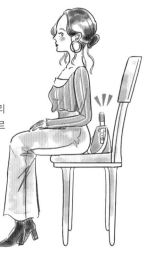

바르게 앉으려면 '등 뒤에 가방 놓기'

가방을 등 뒤에 두고 가방이 눌리지 않도록 신경 쓰다 보면 올바르게 앉는 자세가 습관이 된다.

다리를 꼬지 않으려면 '허벅지 사이에 물건 끼우기'

다리를 꼬는 습관이 있다면 허벅지 안쪽에 쿠션이나 페트병, 잡지 등을 끼운다. 다리 꼬는 습관이 사라지고 허벅지 안쪽도 단련할 수 있다.

펜촉이 정면을
향하도록

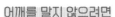

어깨를 말지 않으려면 '겨드랑이에 펜 끼워 넣기'

의자에 앉아서 작업할 때 습관적으로 팔꿈치가 열려 어깨가 안으로 말리기 쉽다. 양쪽 겨드랑이에 펜을 끼우면 자연스럽게 겨드랑이가 모이고 어깨도 말리지 않는다.

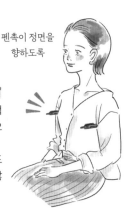

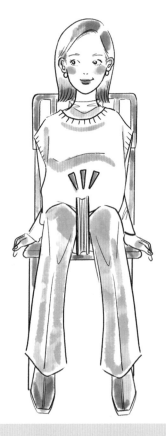

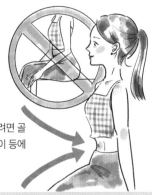

틈이 날 때마다 '배꼽 당기기'

허리를 뒤로 젖히지 않으려면 골반을 세운 상태에서 배꼽이 등에 닿을 듯 안으로 당긴다.

일상에서 자주 하는 동작에 살 빠지는 습관을 더하자

저는 다양한 다이어트에 도전했다가 매번 실패했습니다. 실패의 가장 큰 원인은 '무리를 해야 효과가 있다'는 착각이었습니다. 운동 위주의 다이어트든지 식단 위주의 다이어트 든지 일단 좋은 결과를 끌어내겠다는 욕심이 컸어요. 그래서 독한 마음가짐이 필요한 다이어트만 계획하고 실천했고, 정작 습관을 바꿔보려는 시도는 하지 않았습니다.

저 역시 습관을 새로 만드는 것이 익숙하지 않아 처음에는 힘들었어요. 그러다가 제가 처음으로 효과를 본 건 일상생활 중 반드시 하는 동작과 다이어트를 세트로 만드는 일이었습니다. 예를 들어 의자에 앉아 있을 때 바른 자세를 의식해서 올바르게 앉거나, 걸을 때도 근육에 조금 더 자극이 가는 방식으로 걸었고, 양치질처럼 매일 여러 번 하는 행동에 소소한 운동을 추가했어요. 이러한 동작을 잊지 않고 실천하면 다이어트 습관이 일상생활에 자리 잡게 됩니다.

다만 사람마다 평상시에 취하는 동작은 다양하죠. 또 매일 출근하거나 육아를 하는 등 생활 패턴도 각자 다릅니다. 갑자기 모든 것을 바꾸려고 욕심내기보다는 무리하지 말고 시도하기 쉬운 것부터 일상생활에 조금씩 도입해 다이어트 습관을 늘려보세요. 그리고 익숙해지면 단계를 조금씩 높여보세요. 평소에 반드시 취하는 동작과 함께 시작하면 습관을 들이기에도 좋습니다.

CHAPTER 2

아침 루틴을 만들었더니 살이 빠진다

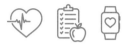

아침에 습관적으로 하는 동작은 하루를 쾌적하게 보내고, 밤에 깊은 수면을 취하는 데에도 상당한 역할을 합니다. 이 장에서는 양치질, 세수, 화장, 옷 갈아입기와 같이 이미 하고 있는 익숙한 동작에 살 빠지는 습관을 더하는 방법에 대해 안내할게요.

아침에는 서두를 일이 많지만 평소에 의식하지 않고 해왔던 동작을 약간만 바꾸면 몸과 마음에 무리를 주지 않고 운동할 수 있어요. 다이어트를 위해서 일부러 운동할 시간을 내기는 어려워도 이미 루틴이 된 동작에 추가하는 건 쉽기 때문에 꾸준히 지속할 수 있습니다. 또한 아침 습관을 바꾸면 신체 리듬까지 조화롭게 가꿀 수 있어요.

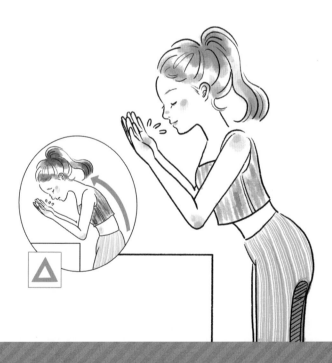

하루의 컨디션을 결정하는 아침 루틴

나른하고 잠이 덜 깬 상태에서 하루를 시작하는 사람이 많을 거예요. 아침에 '기상 스위치(교감 신경)'를 확실히 켜주면 그날 하루의 컨디션은 물론 수면의 질까지 높아집니다. 그러니 아침에 일어나면 의식적으로 기지개를 켜보세요. 자는 동안 굳어 있던 근육을 스트레칭하면 혈액 순환이 원활해져요. 몸이 잠에서 깨어날 수 있게 도와주는 체조라 아침을 활기차게 시작하기에도 좋습니다.

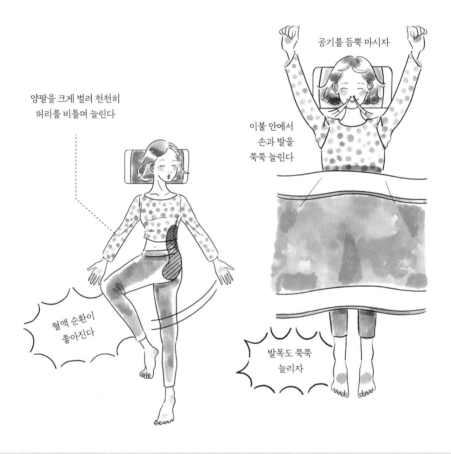

공기를 듬뿍 마시자

양팔을 크게 벌려 천천히 허리를 비틀며 늘린다

이불 안에서 손과 발을 쭉쭉 늘린다

혈액 순환이 좋아진다

발목도 쭉쭉 늘리자

기상 스위치를 켜는 아침 루틴

1. 아침밥을 먹는다

식사를 제대로 하면 뇌가 활동하기 시작한다.
균형 잡힌 영양식을 섭취하자.

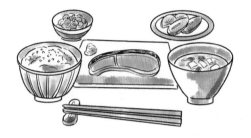

2. 햇볕을 쬔다

햇볕을 쬐면 생체 시계가 리셋되며
생체 리듬이 정돈된다. 커튼 젖혀두
기만 해도 괜찮다.

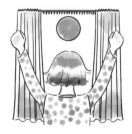

3. 따뜻한 물과 차를 마신다

아침에 우리 몸은 차고 건조
하다. 잠에서 깬 후 따뜻한
물 또는 허브나 향신료를
넣은 홍차를 천천히 마셔
보자. 위장이 서서히 따
뜻해져 신체가 활동하
기 편안해진다.

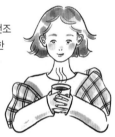

4. 아로마 향을 뿌린다

아침에 일어나자마자 정신이
맑아지고 상쾌해지는 아로마
향 스프레이를 침실과 침실
주변에 가볍게 뿌리는 것도
좋다.

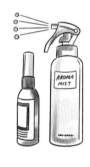

| 기상 스위치를 켜주는 향 |
레몬, 라임, 오렌지, 자몽, 파
인, 페퍼민트, 유칼립투스, 로
즈메리

5. 샤워를 한다

잠에서 깨어나는 가장 좋
은 방법은 아침에 샤워나
목욕을 하는 것! 상쾌한 향
을 지닌 샴푸 등을 사용해
보자. 욕실 벽에 아로마 오
일을 바른 후 씻어도 좋다.

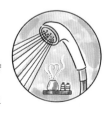

6. 음악을 듣는다

몸을 움직이고 싶어지는
빠른 템포의 곡으로 교감
신경을 자극한다. 취향에
맞춰 아침에 듣기 좋은
노래를 선곡해보자.

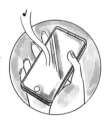

양치질할 때

양치질하면서 배꼽을 안으로 당기자

하루에 몇 번 양치질을 하나요? '아침저녁', '식사 후' 등 각자 규칙이 있을 텐데요. 양치질처럼 오랜 세월에 걸쳐 이미 습관이 된 행동에 동작 하나만 추가하면 '살 빠지는 습관'이 만들어집니다. 하루에 두세 번 하는 양치질 시간도 유용하게 활용해보세요. 몸을 움직이면서 양치질을 할 때는 전동 칫솔을 추천해요.

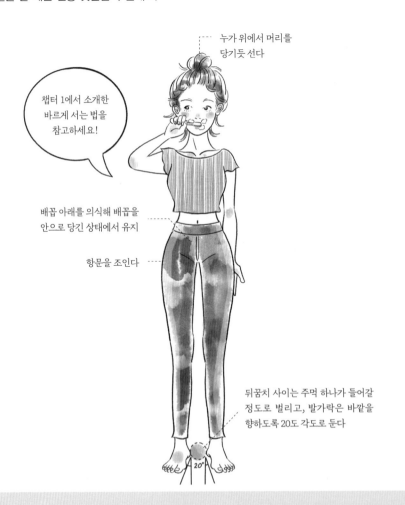

누가 위에서 머리를 당기듯 선다

챕터 1에서 소개한 바르게 서는 법을 참고하세요!

배꼽 아래를 의식해 배꼽을 안으로 당긴 상태에서 유지

항문을 조인다

뒤꿈치 사이는 주먹 하나가 들어갈 정도로 벌리고, 발가락은 바깥을 향하도록 20도 각도로 둔다

20°

양치질하면서 코어 근육 트레이닝

벽 스쿼트

벽 모서리에 어깨, 무릎, 발 바깥쪽을 붙이고 상체를 내리며 쭈그려 앉았다가 일어선다.

| 횟수 | 좌우 10~30회
| 효과 | 배, 안쪽 허벅지, 골반 정렬

한쪽 발 올리기

의자나 벽에 손을 짚고 선다. 배의 코어 근육을 의식하며 무릎을 편 상태에서 한쪽 발을 뒤로 비스듬하게 천천히 올렸다가 내려보자.

| 횟수 | 좌우 10~20회
| 효과 | 배, 엉덩이

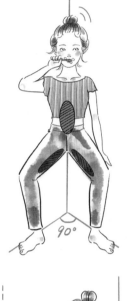

무릎은
굽히지 않는다

의자나 벽에
지지하며

45°

90°

애플힙을 만드는 스쿼트

1 양쪽 발을 가볍게 벌리고, 등을 쭉 펴서 허리부터 조금씩 앞으로 굽힌다.
2 등은 쭉 편 상태에서 엉덩이를 뒤로 뺀 다음 허벅지 뒤에 자극이 올 때까지 엉덩이를 내리고 다시 천천히 처음 자세로 돌아간다.

| 횟수 | 10~20회
| 효과 | 허벅지 뒤, 엉덩이

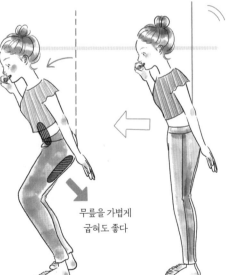

무릎을 가볍게
굽혀도 좋다

세수하면서 햄스트링을 쭉쭉 늘리자

세수할 때는 골반에 중심을 두며 햄스트링을 늘려보세요. 저는 아침에 세수할 때 허리를 구부리지 않는 것과 햄스트링 스트레칭에 꽤 신경을 씁니다. 상반신을 곧게 세우고 등을 쭉 편 다음 골반을 접듯이 약간 숙인 상태에서 얼굴을 씻으면 햄스트링 스트레칭이 가능해요. 허리를 뒤로 젖힌 상태에서 골반을 접으면 허리에 부담이 되니 주의합니다. 짧은 시간 내에 할 수 있는 동작이라 무리하지 않으며 지속할 수 있어요.

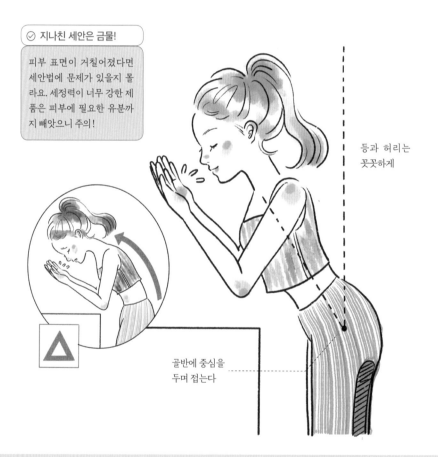

⊘ 지나친 세안은 금물!

피부 표면이 거칠어졌다면 세안법에 문제가 있을지 몰라요. 세정력이 너무 강한 제품은 피부에 필요한 유분까지 빼앗으니 주의!

등과 허리는 꼿꼿하게

골반에 중심을 두며 접는다

얼굴 붓기가 짝 빠지는 90초 마사지

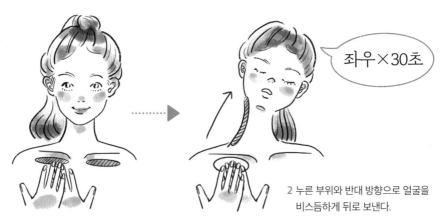

좌우×30초

1 쇄골 밑을 손가락으로 눌러준다. 이 부위와 연결된 목의 근육을 늘릴 수 있다.

2 누른 부위와 반대 방향으로 얼굴을 비스듬하게 뒤로 보낸다.

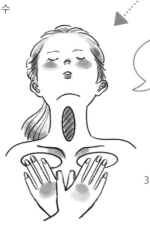

30초

3 양손을 교차한 후 고개를 뒤로 보낸다.

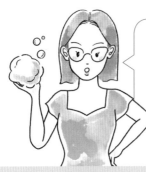

TIP 세수 후 마사지가 좋은 이유
쇄골과 목 부위에는 림프샘과 큰 혈관이 있어요. 세수를 하고 나서 목 스트레칭을 하면 혈액 순환이 좋아지고 화장 전에 얼굴 붓기도 뺄 수 있습니다.

머릿결과 얼굴빛이 좋아지는 두피 마사지

나이가 들면서 힘이 없는 머릿결을 관리하고, 처진 얼굴 라인을 날렵하게 만들고 싶다면 주기적으로 두피 마사지를 시도해보세요. 두피를 마사지하면 혈액과 림프 흐름이 좋아지고, 모근이 활성화되어 머릿결이 건강해져요. 머리 근육과 얼굴 피부는 직접 연결되어 있으므로 두피가 굳으면 지지하는 힘이 약해져 얼굴이 처집니다. 머리 마사지로 뭉친 부위를 풀어주고 혈액의 흐름을 촉진하면 피부 톤도 좋아지고 얼굴에 탄력이 생겨요. 얼굴이 작아 보이는 효과도 기대할 수 있습니다.

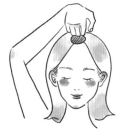

1 백회에 손가락 두 번째 관절을 대고 압력을 가하듯 꾹꾹 누른다.

※백회 : 정수리에 있는 경혈로 자율신경을 효과적으로 관리할 수 있는 부위

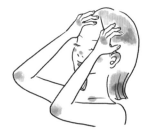

2 이마와 가까운 머리에 손가락 끝부분(지문이 있는 곳)을 댄다.

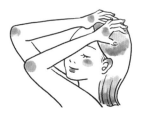

3 손가락 끝으로 머리를 꾹꾹 누르며 머리 뒷면을 향해 손을 이동한다.

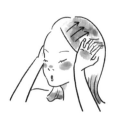

4 머리 옆면에서 뒤를 향해 손을 움직인다.

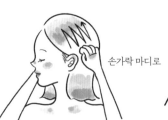

손가락 마디로

5 손가락 마디를 이용해서 머리 옆면부터 뒷면까지 위아래 방향으로 풀어준다.

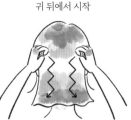

손가락 마디로 귀 뒤에서 시작

6 팔꿈치를 들어 머리 뒷면에 양손을 대고 귀 뒤에서부터 지그재그로 누르며 풀어준다.

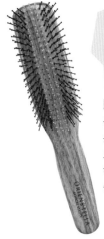

두피를 부드럽게
쓰다듬듯이 사용해요

스칼프 브러쉬

볼팁이 달려 있어 부드러
운 자극을 준다. 나일론 털
로 만들어져 머릿결이 상
하지 않으며 샴푸 중에도
쓸 수 있다.

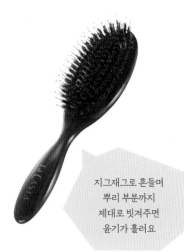

지그재그로 흔들며
뿌리 부분까지
제대로 빗겨주면
윤기가 흘러요

돈모 브러쉬

머리카락이 긴 사람에게 추천한다. 돼지 털
로 만들어서 머리카락에 윤기를 준다.

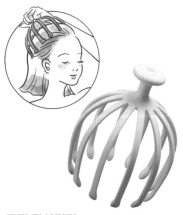

두피 마사지기

두피에 대고 가볍게 위아래로 눌러주기만 해도
기분이 좋아진다. 머리에 끼운 상태에서 들고
있는 손을 돌려도 시원하다.

두피 전체
여기저기를 풀어줘요

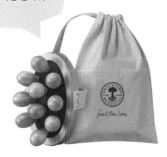

두피 마사지 롤러

자극이 강한 마사지를 좋아하지 않는 사람에게
추천하는 제품. 큼직한 목제 방울이 뭉친 곳을
풀어준다.

화장하면서 허리 UP! 얼굴 라인도 UP!

화장을 할 때 거울이 낮은 위치에 있으면 등이 구부정하게 말리고 아랫배에 힘을 주기 어려워요. 당연히 자세도 흐트러지죠. 책이나 상자를 이용해 앞을 바라볼 때 거울이 시선과 동일한 높이에 있도록 조절해보세요.

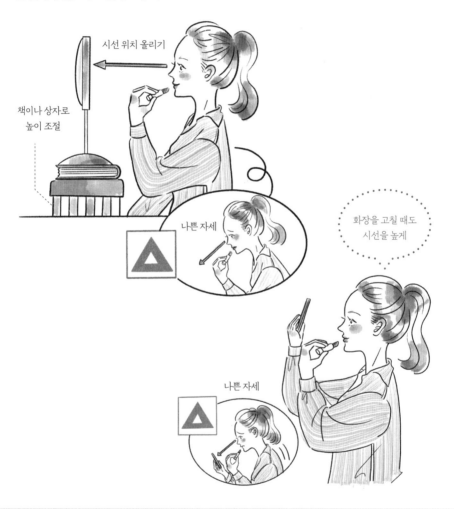

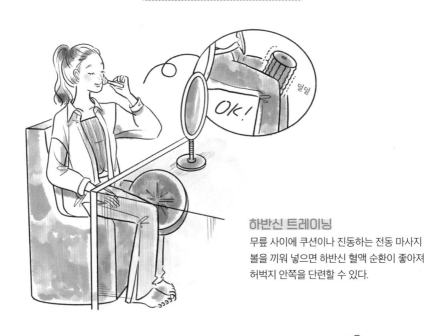

하반신 트레이닝

무릎 사이에 쿠션이나 진동하는 전동 마사지
볼을 끼워 넣으면 하반신 혈액 순환이 좋아져
허벅지 안쪽을 단련할 수 있다.

등 트레이닝

방석이나 쿠션을 이용해 골반을 세우면
배 주변을 조이기 쉽다. 화장 중 코어
근육을 단련해보자.

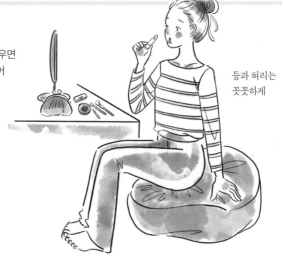

등과 허리는
꼿꼿하게

마스크 안에서 얼굴 근육을 움직이자

마스크 착용이 일상이 된 요즘 추천하고 싶은 운동은 마스크를 낀 상태에서 시도할 수 있는 얼굴 트레이닝입니다. 입 주변 근육을 사용하기 때문에 처진 살을 끌어올릴 수 있고 주름을 예방할 수 있어요. 평소에 쓰지 않는 입 주변 근육을 움직이다 보면 붓기도 빠지고, 얼굴선이 날렵해져요. 마스크를 끼면 표정 근육을 쓰지 않게 되어 얼굴 전체가 처집니다. 마스크를 벗으면 팽팽하고 작은 얼굴을 보여줄 수 있도록 준비해봅시다.

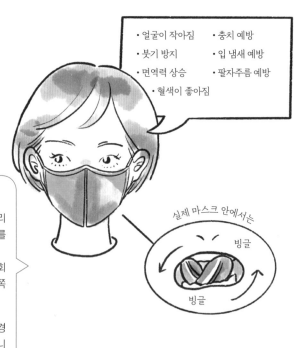

• 얼굴이 작아짐   • 충치 예방
• 붓기 방지   • 입 냄새 예방
• 면역력 상승   • 팔자주름 예방
  • 혈색이 좋아짐

TIP · 혀 돌리기의 효과

1 혀로 치아 표면을 쓸어내리며 입안에서 크게 한 바퀴를 돌린다.
2 왼쪽에서 오른쪽으로 30회 돌린 다음, 오른쪽부터 왼쪽으로 또 30회 돌린다.

타액이 많이 나오면 입안 환경이 좋아져 면역력이 상승하니 수시로 시도해보세요.

실제 마스크 안에서는

빙글

빙글

마스크 기분 좋게 사용하는 법

마스크에 아로마 향 뿌려기

마스크에 소량의 아로마를 묻혀 마음을 안정시켜보자. 에센셜 오일을 직접 떨어뜨리면 마스크가 오일 색으로 물드니 화장솜에 오일을 떨어뜨린 후 마스크에 두거나 알코올과 오일이 섞인 방향제용 스프레이를 뿌린 후 1분 정도 두어 알코올 성분을 날린 후에 사용해보자.

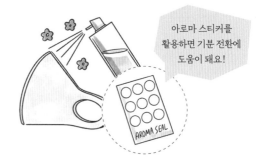

아로마 스티커를 활용하면 기분 전환에 도움이 돼요!

좋은 마스크 고르기

통기성이 우수한 오가닉 코튼이나 실크, 면으로 만들어진 마스크를 고른다. 두꺼우면 땀이 차서 피부가 거칠어지기 쉬우니 주의하자. 또 파운데이션이 묻은 마스크를 계속 착용해도 피부가 거칠어지니 청결한 마스크로 자주 바꿔준다.

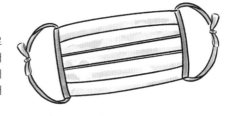

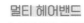 ITEM 혈액 순환에 도움이 되는 아이템

눈가를 따뜻하게! 치유 효과!

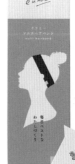

멀티 헤어밴드

눈가에 갖다 대기만 해도 따뜻해지는 헤어밴드. 이동 중 간단히 눈가 케어를 할 수 있어서 자주 사용한다. 눈가에 걸쳐두면 눈가의 혈액 순환이 좋아진다.

혈액이 돌아요! 쓰기 편해요!

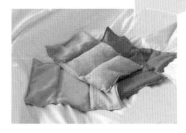

현미 찜질팩

현미의 수분이 증기가 되면서 열을 내뿜기 때문에 반복해서 사용할 수 있는 천연 찜질팩. 서서히 열기가 올라와 눈가가 따뜻해지며 기분이 매우 좋아진다.

내 몸에 맞는 속옷만 입어도 살이 빠진다

제가 에스테틱에서 일할 때 몸에 맞지 않는 속옷을 입어서 몸의 라인이 무너진 사람들을 많이 봤습니다. 몸의 라인은 속옷을 올바르게 착용하기만 해도 예뻐져요. 또 브래지어를 착용할 때 손으로 겨드랑이 밑에 있는 늑간근을 풀어주면 근육이 부드러워져 가슴이 옆으로 벌어지지 않습니다. 아래 동작을 따라 해보세요.

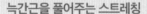

늑간근을 풀어주는 스트레칭

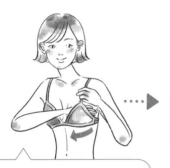

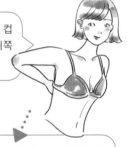

3 가슴을 브래지어 컵 안으로 넣고 뒤쪽 후크를 잠근다.

1 끈을 어깨에 건 다음 브래지어 아랫부분을 잡고 몸을 숙여 와이어가 가슴 아래에 닿도록 한다.
2 손을 이용해 등에서 가슴으로 살을 끌어모은다. 이때 늑간근을 손가락 두 번째 관절로 풀어준다.

4 손으로 오른쪽 컵에 연결된 끈을 약간 뜨게 한 후 왼쪽 손으로 오른쪽 가슴 전체를 잡아 부드럽게 들어 올린다.
5 몸을 곧게 세우고 줄 길이를 조절한다.

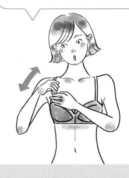

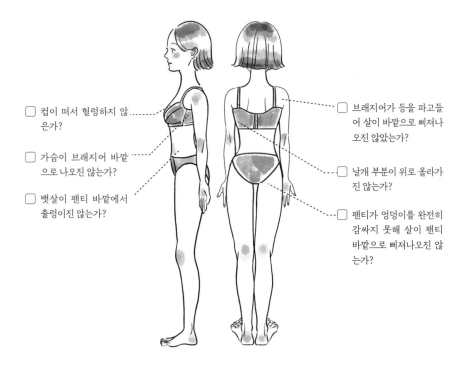

속옷 고를 때 반드시 체크하자

☐ 컵이 떠서 헐렁하지 않은가?

☐ 가슴이 브래지어 바깥으로 나오진 않는가?

☐ 뱃살이 팬티 바깥에서 출렁이진 않는가?

☐ 브래지어가 등을 파고들어 살이 바깥으로 삐져나오진 않았는가?

☐ 날개 부분이 위로 올라가진 않는가?

☐ 팬티가 엉덩이를 완전히 감싸지 못해 살이 팬티 바깥으로 삐져나오진 않는가?

(TIP) **올바른 브래지어 세탁법**

1 세면대 또는 대야에 미지근한 물을 받은 다음 세제를 푼다.
2 패드는 미리 떼고, 브래지어 후크는 반드시 잠근다.
3 세면대 또는 대야에 브래지어를 넣고 부드럽게 살살 문지르며 빤다.
  (패드는 별도로 꾹꾹 눌러가며 빤다)
4 세제가 남지 않도록 확실히 헹군 후 수건으로 수분을 제거한다.
5 브래지어 아랫부분을 위에 두고 좌우 와이어 밑에 있는 천을 빨래 집게로 고정한 후 바람이 잘 통하는 그늘에서 말린다.

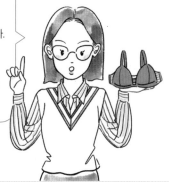

브래지어 고르는 법

Check 체크해보세요
- [ ] 어깨끈이 너무 가늘거나 소재가 딱딱해 살을 압박하지 않는가?
- [ ] 팔을 내릴 때 브래지어 날개 위치가 비뚤어져 겨드랑이에 닿지 않는가?
- [ ] 좌우 가슴 크기 차이와 패드의 균형이 맞는가?

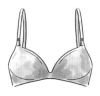

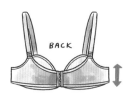

BACK

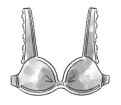

심리스 / 노와이어
컵이 달린 캐미솔보다 가슴 라인을 잘 정리해주며 몸에 딱 맞는 촉감도 더욱 좋다.

날개폭이 넓은 브래지어
날개폭이 넓으면 가슴을 잘 잡아주고 살이 삐져나올 일도 줄어든다. 가슴 모양을 잘 잡아주는 브래지어의 원래 기능도 더욱 살려준다.

어깨끈이 부드러운 브래지어
어깨끈이 너무 단단하거나 가늘어서 살을 압박하면 혈액 순환이 나빠져 어깨 결림 등의 증상이 생긴다. 어깨끈은 부드럽고 너무 가늘지 않은 끈으로 고르자.

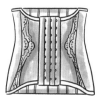

코르셋
허리 라인을 살리고 싶다면 코르셋을 활용하자.

Check 체크해보세요
- [ ] 허리 부분이 살을 압박하지 않고 수평으로 되어 있는가?
- [ ] 엉덩이를 압박하지 않는가?
- [ ] 허벅지를 움직일 때 꽉 조여서 불편하지 않은가?
- [ ] 거들 아랫부분이 위로 말려들어가지 않는가?

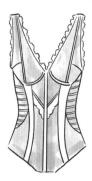

올인원 보정속옷
배 주변을 말끔히 정리해 허리를 쏙 들어가게 하며, 가슴라인까지 예쁘게 살린다.

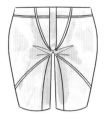

거들
엉덩이 라인을 잡아주어 예쁘게 보일 뿐만 아니라 다리까지 길어 보인다.

Check 체크해보세요

- [ ] 허리나 허벅지, 엉덩이 부분을 압박해 살이 삐져 나오진 않는가?
- [ ] 팬티 라인이 겉옷에 드러나진 않는가?
- [ ] 고무 밴드가 서혜부의 림프를 압박하진 않는가?

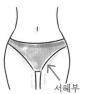

서혜부

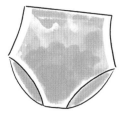

심리스

솔기가 없는 심리스는 불쾌한 압박감을 주지 않는다. 전체적으로 몸이 스트레스를 받지 않는다.

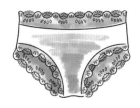

레이스 고무 밴드

고무 밴드가 들어가는 부분에 레이스가 달리면 압박이 분산되어 서혜부 림프의 흐름을 방해하지 않는다. 다만 피부에 자극을 주지 않는 소재로 고르자.

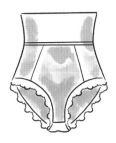

하이웨스트 팬티

뱃살이 팬티 바깥에서 출렁인다면 허리까지 올라와 복부를 잡아주는 팬티로 바꿔보자.

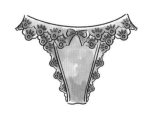

레이스 T자형 팬티

속옷 라인이 겉으로 드러나지 않고 통기성도 좋아 입기 편하다. 다만 사이즈를 잘못 고르면 살을 압박해 혈류를 방해하니 주의한다.

새로운 습관을 만들려면
20초 안에 해결하라

새로운 습관을 만들고, 꾸준히 지속하고 싶어도 좀처럼 실천이 어려울 때가 있습니다. 그 이유는 어쩌면 실행하기까지 걸리는 시간 때문일지도 모릅니다. 실행하기까지의 시간을 20초로 줄일 수 있도록 아이디어를 짜보세요.

예를 들어 마사지를 계속하고 싶다면 욕실이나 거실 등 눈이 닿는 곳에 마사지 도구를 두고, 스트레칭 습관을 만들려면 어디서든 폼롤러를 활용할 수 있도록 방바닥 공간을 확보하는 식으로 말입니다. 약간만 아이디어를 짜내 실천하기까지의 과정을 다시 점검하면 필요한 노력과 시간이 줄어듭니다. 그와 반대로 그만두고 싶거나 빈도를 줄이고 싶은 습관이 있다면 실행하기까지의 노력과 시간을 추가해보세요.

저는 무심코 손을 뻗게 되는 간식은 꺼내기 어려운 선반 안쪽에 두거나 미리 사서 쟁여두지 않으려고 해요. 일부러 20초가 넘는 수고를 들이도록 환경을 조성하여 좋지 못한 습관에서 조금씩 거리를 두려고 노력합니다. 잠들기 전에 텔레비전이나 휴대폰을 보는 습관에서 벗어나고 싶다면 리모컨 건전지를 빼놓거나 충전기를 멀리 두는 등 약간의 수고를 더해보세요.

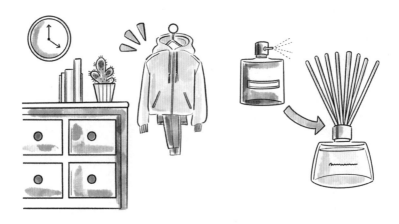

새로운 습관을 만들기 위한 마이너스 20초

산책할 때 입는 옷과 신발은 잘 보이는 곳에 둔다. 잠들기 전 아로마 스프레이를 뿌리고 싶다면 베개 옆에 디퓨저를 놓아 실행에 필요한 시간과 동작을 줄인다.

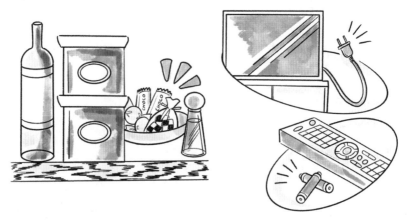

그만두고 싶은 습관을 위한 플러스 20초

간식은 손을 뻗기 어려운 선반 안쪽에 둔다. 텔레비전에 거의 중독되다시피 한 상태라면 리모컨 건전지를 빼거나 전원 코드를 빼서 꺼내기 힘든 곳에 수납한다. 어떻게든 필요한 수고와 시간을 늘리자.

CHAPTER 3

출퇴근만 했을 뿐인데
살이 빠진다

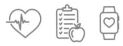

가방 들기, 컴퓨터 업무, 지하철 타기 등 우리가 평소에 매일같이 하는 일에도 조금만 아이디어를 더하면 신경 쓰지 않아도 저절로 살이 빠지는 몸을 만들 수 있어요. 가방을 들 때는 짐을 분산시키거나 손바닥이 향하는 방향을 조금만 조절하면 어깨 결림이나 허리 통증과 같은 증상을 개선할 수 있습니다. 일을 하다가 잠시 간단하게 마사지나 스트레칭을 하면 혈액 순환이 좋아져요. 또 이동 중에 할 수 있는 코어 근육 트레이닝을 계속 하면 어느새 대사가 촉진되며 근력이 강화됩니다. 이번 챕터에서는 출퇴근 시간과 업무 시간에 활용할 수 있는 다이어트 습관을 안내할게요.

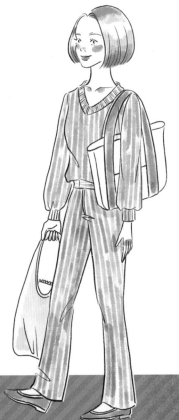

가방 드는 자세에 따라 몸매가 달라진다

큰 가방은 이것저것 넣을 수 있어 편리하지만 무거운 짐을 넣게 되면 몸에 부담이 갑니다.
부담을 덜고 좋은 자세를 유지하려면 무게나 압력을 분산시켜야 합니다. 손의 방향을 의식
하기만 해도 어깨 결림 증상에서 자유로워질 수 있어요.

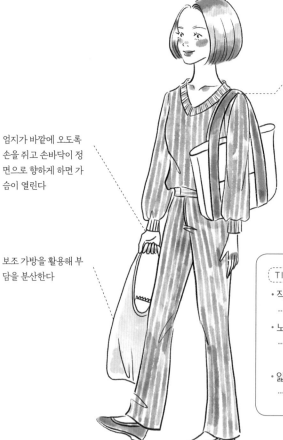

가방 끈이 가늘면 어깨를 집중적으로 압박하여 좌우 균형을 무너뜨리니 폭이 넉넉한 것으로 고르자

엄지가 바깥에 오도록 손을 쥐고 손바닥이 정면으로 향하게 하면 가슴이 열린다

보조 가방을 활용해 부담을 분산한다

> **TIP** 보조 가방을 추천해요
> • 작게 접을 수 있는 나일론 주머니
>   … 무게 부담이 없다.
> • 노트북을 넣을 수 있는 클러치 백
>   … 겨드랑이 사이에 끼워 들면
>   겨드랑이를 당길 수 있다.
> • 얇은 에코 백
>   … 부피를 많이 차지하지 않는다.

가방 드는 자세를 체크하자

핸드백

가방을 팔에 걸쳐 들면 어깨가 안쪽으로 말리기 쉽다

팔은 바깥쪽으로, 가방은 팔꿈치에 걸면 가슴이 열린다

크로스백

줄이 길어 가방이 허벅지에 닿으면 좌우 걸음걸이의 균형이 흐트러진다

가방이 허리 위에 오면 걷기 편하고 다리도 길어 보인다

숄더백

어깨에 걸친 끈을 잡을 때, 팔꿈치가 열려 있으면 힘이 들어가 어깨가 움츠러든다

팔꿈치를 닫고, 가방을 몸에 밀착하면 짐 무게도 덜게 된다

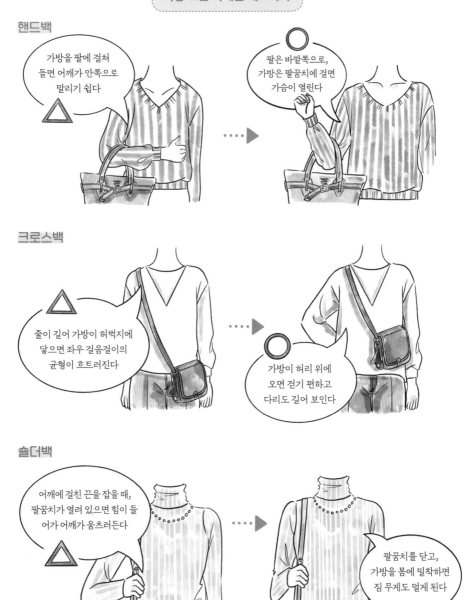

똑같은 가방만 들면 몸이 뒤틀린다

편하고 마음에 든다는 이유로 매일 같은 가방만 매면 자세가 고정되고 같은 부위에 집중적으로 부담을 줘 몸이 비틀어져요. 다양한 가방을 사용하거나 보조 가방을 가지고 다니면 좋습니다.

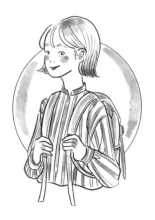

배낭
양쪽 어깨에 무게를 분산시킬 수 있어서 좋지만 끈이 너무 길면 가방이 몸에서 멀어져 자세의 균형이 무너지니 주의하자.

작은 캐리어
이동 시간이 길거나 짐이 많은 날에 사용한다. 가방 잡는 손은 좌우 번갈아 사용하면 더욱 좋다.

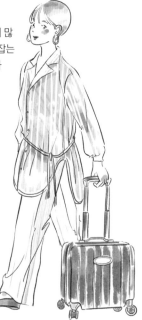

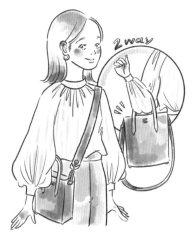

투웨이(2way) 숄더백
손잡이와 어깨끈이 함께 달린 투웨이 타입. 손으로 잡거나 어깨로 메도 되고 팔에 걸치거나 크로스 형태로 메는 등 다양한 방법으로 들 수 있다.

가방을 가볍게 만드는 TIP

화장품을
멀티 타입으로 바꾼다

립스틱과 치크, 아이섀도로 쓸 수 있는 멀티 화장품으로 바꿨더니 작은 파우치로 충분했다. 짐 무게도 줄어들었다.

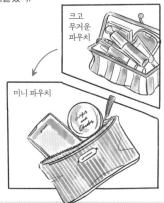

크고
무거운
파우치

미니 파우치

장지갑은 가방을
무겁게 하는 주원인

장지갑은 편리하지만 공간이 넉넉한 만큼 불필요한 것들도 많이 넣게 된다. 작은 지갑으로 바꿔보자.

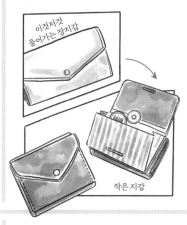

이것저것
들어가는 장지갑

작은 지갑

텀블러는 가벼운 것으로

물통이나 텀블러에 물을 넣으면 무게가 더욱 무거워지기 때문에 튼튼하고 가벼운 보틀을 고른다.

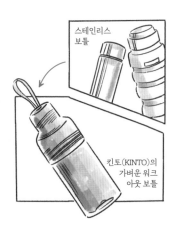

스테인리스
보틀

킨토(KINTO)의
가벼운 워크
아웃 보틀

태블릿을 활용하자

종이는 가방을 무겁게 한다. 메모나 스케줄 관리는 태블릿과 휴대폰을 활용해 가능한 한 가방에 넣는 물건을 줄이자.

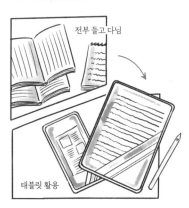

전부 들고 다님

태블릿 활용

짐은 이렇게 들어야 팔뚝 살이 빠진다

저는 마트에 갈 때 짐을 좌우로 분산할 수 있도록 장바구니를 하나 더 가지고 갑니다. 짐을 나눠서 들면 몸의 균형을 바로잡게 될 뿐만 아니라 효과적인 트레이닝도 가능해요. 또 짐 드는 방법을 바꾸기만 해도 어깨와 팔, 대흉근, 등이 자극되어 가슴 볼륨이 살아나는 효과까지 기대할 수 있어요! 일상생활만으로는 단련하기 어려운 팔뚝 살 부위도 매끈해집니다. 수시로 스트레칭을 하며 뭉친 곳을 풀어주면 몸매가 한층 아름다워져요.

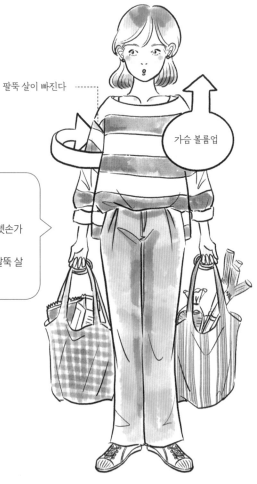

팔뚝 살이 빠진다

가슴 볼륨업

TIP 짐을 들 때는 이렇게

1 손바닥이 정면을 향하게 둔다.
2 새끼손가락부터 손잡이에 감고 가운뎃손가락까지 손가락 세 개로 잡아본다.
3 가슴이 열려 자세가 더욱 좋아진다. 팔뚝 살 부위에도 자극이 온다.

무거운 짐을 들었다면

가슴 열기

몸 뒤에서 양손에 깍지를 끼
고, 가슴을 활짝 열며 손을 들
어올린다.

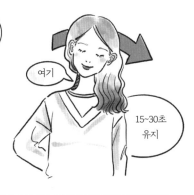

여기

15~30초
유지

U P

목 늘리기

한쪽 팔을 접어 등 뒤에 대고,
접은 손과 반대 방향으로 목을
천천히 내린다.

여기

15~30초
유지

가슴 주변 늘리기

한쪽 팔꿈치를 어깨 높이만큼 올린 다음, 팔꿈치와 손바닥을 벽에 붙이고 가
슴을 활짝 편 상태로 앞으로 한 걸음 내딛듯이 몸을 쑥 내민다. ①·②·③과 팔
꿈치 순으로 위치에 변화를 주면 늘어나는 부위가 미묘하게 달라져 더욱 시원
해진다.

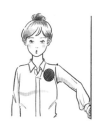

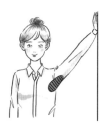

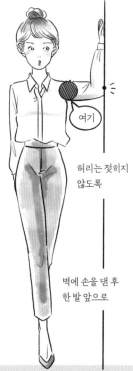

1 가슴 윗부분을 늘린다.　2 가슴 중앙을 늘린다.　3 가슴 옆부분을 늘린다.

여기

허리는 젖히지
않도록

벽에 손을 댄 후
한 발 앞으로

일할 때 허리만 세워도 살이 빠진다

책상에 앉아 컴퓨터로 작업을 할 때 자세가 흐트러지기 쉬운데요. 화면을 보다 보면 등이 구부정해지고 어깨가 안쪽으로 말립니다. 어깨가 뭉치고, 배가 볼록 튀어나오는 원인이죠. 머리를 숙이지 않아도 화면에 시선이 닿을 수 있어야 바람직합니다. 업무를 하면서 자세를 바로잡기가 쉬운 일은 아니지만 주변에 있는 물건을 잘 활용하면 무리하지 않고 바르게 앉을 수 있어요. 자신의 시선에 잘 맞게 높이를 조절해보세요.

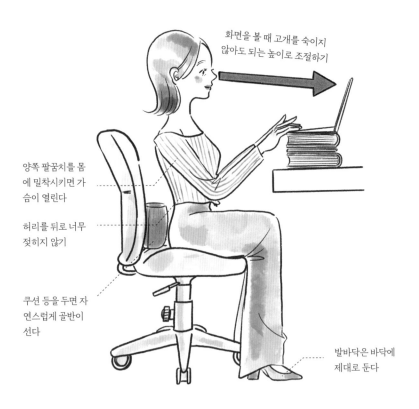

화면을 볼 때 고개를 숙이지 않아도 되는 높이로 조절하기

양쪽 팔꿈치를 몸에 밀착시키면 가슴이 열린다

허리를 뒤로 너무 젖히지 않기

쿠션 등을 두면 자연스럽게 골반이 선다

발바닥은 바닥에 제대로 둔다

바른 자세를 위한 환경 조성하기

모니터 받침대

데스크탑 PC의 경우 모니터를 받침대 위에 올려 시선을 조정한다. 받침대가 없다면 주변에 있는 상자나 파일 케이스 등을 활용해도 좋다.

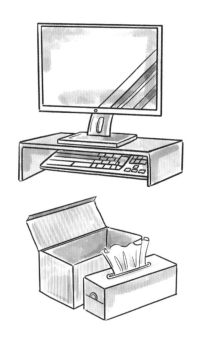

키보드 받침대

노트북이나 PC 작업 중에는 높이를 위아래로 비스듬히 조절할 수 있는 키보드를 쓴다. 손으로 쓰는 작업을 많이 한다면 필기 독서대를 구입해보자.

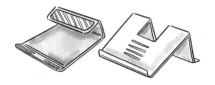

Check 다리를 꼬았을 때 생기는 문제

등이 구부정해 진다

얼굴이 앞으로 나온다

팔꿈치가 안으로 들어가면 어깨도 안으로 말린다

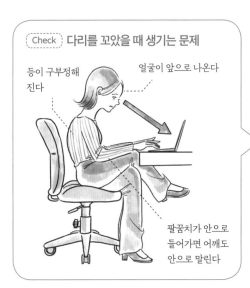

허벅지 안쪽에 페트병 등을 끼워 넣으면 다리를 꼬고 싶어도 꼬을 수 없다.

부들부들

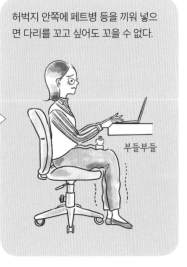

사무실에서 따라 하는 온몸 스트레칭

혈액 순환이 원활하지 않으면 체내의 수분 균형이 무너지면서 부종이 생겨요. 온종일 계속 앉아 있으면 발목이 쉽게 부어 다리가 두꺼워 보입니다. 이제부터 소개할 간단한 스트레칭은 혈액 순환을 돕고, 체내에 쌓인 노폐물을 배출하는 데 도움을 주는데요. 책상에 앉아서 업무를 보거나 집안일을 하는 동안 틈틈이 전신을 풀어주고, 손발 끝 부분을 지압해보세요. 부종을 해소하고 냉증을 예방해 혈액 순환이 잘 되는 상쾌한 몸을 유지할 수 있어요.

겨드랑이 체조

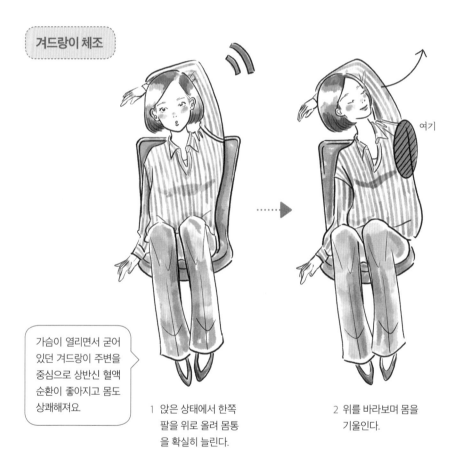

여기

가슴이 열리면서 굳어 있던 겨드랑이 주변을 중심으로 상반신 혈액 순환이 좋아지고 몸도 상쾌해져요.

1 앉은 상태에서 한쪽 팔을 위로 올려 몸통을 확실히 늘린다.

2 위를 바라보며 몸을 기울인다.

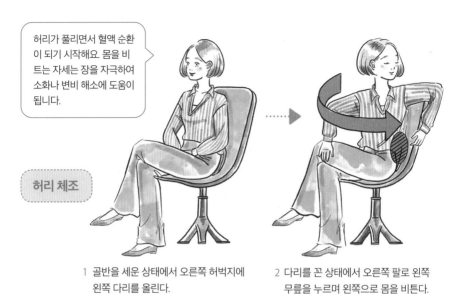

허리가 풀리면서 혈액 순환이 되기 시작해요. 몸을 비트는 자세는 장을 자극하여 소화나 변비 해소에 도움이 됩니다.

허리 체조

1 골반을 세운 상태에서 오른쪽 허벅지에 왼쪽 다리를 올린다.

2 다리를 꼰 상태에서 오른쪽 팔로 왼쪽 무릎을 누르며 왼쪽으로 몸을 비튼다.

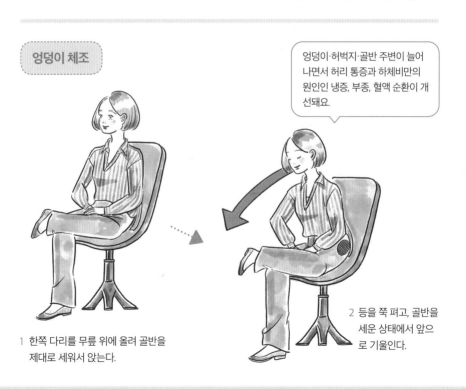

엉덩이 체조

엉덩이·허벅지·골반 주변이 늘어나면서 허리 통증과 하체비만의 원인인 냉증, 부종, 혈액 순환이 개선돼요.

1 한쪽 다리를 무릎 위에 올려 골반을 제대로 세워서 앉는다.

2 등을 쭉 펴고, 골반을 세운 상태에서 앞으로 기울인다.

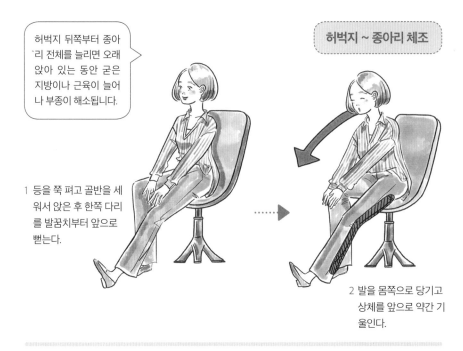

허벅지 뒤쪽부터 종아리 전체를 늘리면 오래 앉아 있는 동안 굳은 지방이나 근육이 늘어나 부종이 해소됩니다.

허벅지 ~ 종아리 체조

1 등을 쭉 펴고 골반을 세워서 앉은 후 한쪽 다리를 발꿈치부터 앞으로 뻗는다.

2 발을 몸쪽으로 당기고 상체를 앞으로 약간 기울인다.

손 체조

핸드크림을 바르면서 손등에서 손가락 끝을 향해 원을 그리며 문지르면 손이 가늘어진다. 손을 비비면 부교감 신경이 활성화되고 몸이 이완된다.

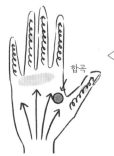

합곡

TIP **합곡 누르기**

손등에서 엄지와 검지 뼈가 만나는 부위 바로 앞에 있는 경혈입니다. 이 부위를 누르면 피로, 스트레스, 어깨 결림, 눈의 피로 등이 풀려요.

손목 체조

벽이나 바닥에 손바닥을 붙이고 천천히 호흡을 하면서 체중을 실어 손목을 늘린다.

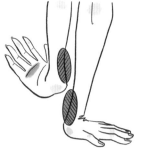

CHAPTER 3 · 출퇴근만 했을 뿐인데 살이 빠진다

발 체조

주먹 쥔 양손을 허벅지 안쪽에 끼워 넣는다. 허벅지로 손에 압을 가하며 안으로 조이고, 손은 허벅지 안쪽에 골고루 닿도록 움직이며 구석구석 풀어준다.

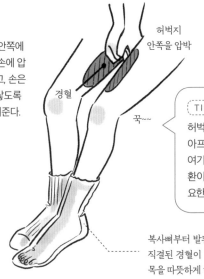

허벅지 안쪽을 압박

경혈

꾹~~

TIP 허벅지 경혈 누르기

허벅지 안쪽 중앙 부분을 누르면 아프면서 시원한 부위가 있어요. 여기를 자극하면 대사와 혈액 순환이 촉진돼 하반신에 쌓인 불필요한 수분과 노폐물이 배출돼요.

복사뼈부터 발뒤꿈치 주변에는 산부인과 질환에 직결된 경혈이 많이 모여 있으니 양말을 신어 발목을 따뜻하게 하자

발바닥 체조

발바닥 밑에 골프공을 두고 굴리며 발뒤꿈치 부위, 발가락과 발을 잇는 뼈 부위, 측면 주변 순서로 자극한다. 약해진 기관과 혈액 순환이 불필요한 수분과 노폐물이 배출되는 효과가 있다.

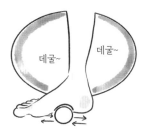

데굴~ 데굴~

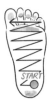
발가락 마디도!

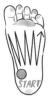
측면도!

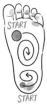
발꿈치도!

발목 ~ 발가락 체조

1 발가락 관절을 바닥에 대고, 발뒤꿈치를 앞으로 내밀듯이 발등에서 발목 부위를 늘린다.
2 엄지발가락부터 새끼발가락 순으로 바닥에 붙이며 전체적으로 스트레칭을 한다.

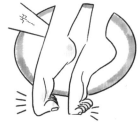

꾹~~

회의가 지루할 때
남몰래 얼굴 마사지

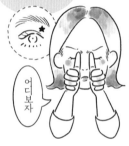

눈썹 앞머리 마사지
눈썹 앞머리 바로 아래, 패인 부분에 위치한 경혈을 엄지 끝을 이용해 밑에서 위로 꾹꾹 눌러준다.

효과
눈의 피로 해소,
눈매가 또렷해짐

15~30초

어디보자

효과
얼굴 붓기 해소,
리프트업

그러니까

15~30초

눈썹 마사지
가볍게 주먹 쥔 손의 두 번째 관절을 눈썹 아래 라인에 대고 눈썹을 위로 올리듯 머리 방향을 향해 꾹꾹 누른다.

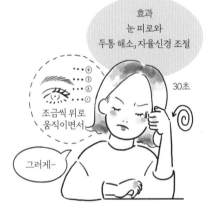

효과
눈 피로와
두통 해소, 자율신경 조절

조금씩 위로
움직이면서

30초

그러게~

효과
팔자주름과
볼처짐 예방, 붓기 해소

30초

흠

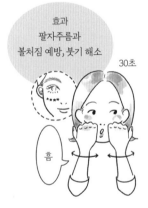

관자놀이 마사지
팔꿈치를 괸 채로 주먹을 쥔 손을 관자놀이에 대고 머리를 지탱한다. 머리를 기울인 채 작게 원을 그리듯 ①에서 ④까지 위치를 바꿔가며 관자놀이 주변을 넓게 풀어준다.

광대뼈 마사지
가볍게 쥔 손가락 두 번째 관절을 이용해 광대뼈 아래 부분에 대고 조금씩 위치를 바꿔가며 좌우로 흔들어준다.

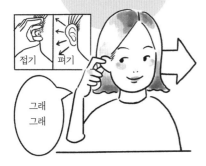

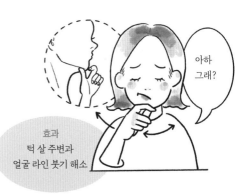

귀 마사지

엄지와 검지로 귀를 잡고 위아래, 비스듬한 방향으로 골고루 당겨준다. 이때 얼굴을 반대 방향으로 당기면 손에 힘을 주지 않아도 된다. 귀를 돌리거나 접어도 좋다.

턱 밑 마사지

엄지 끝을 턱 밑의 뼈 부위에 대고, 얼굴의 무게를 이용해 눌러준다. 엄지와 검지의 두 번째 관절 사이에 얼굴 턱을 끼워 넣은 듯한 상태에서 조금씩 이동하면, 얼굴 라인 전체를 풀어줄 수 있다.

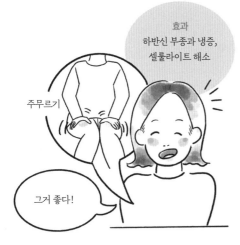

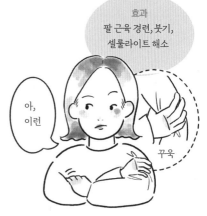

허벅지 마사지

허벅지에 손을 올리고 살을 잡아 잘게 짓누르듯 무릎 주변부터 허벅지 안쪽까지 전체를 주무른다.

팔 마사지

팔짱을 끼고 있을 때 손가락으로 반대편 팔이나 팔뚝 살을 주무른다. 잘게 짓누르듯 주무르면 더욱 효과적이다.

습관처럼 등받이에 기대어 있지 마라

지하철 안에서 좌석에 앉을 때 무심코 등받이에 기대어 구부정한 자세를 자주 취한다면 등 뒤에 가방을 놓거나 좌석 깊숙한 곳까지 엉덩이를 넣어 골반을 세워 앉아보세요. 무릎 사이에 손수건을 끼웠다고 상상하며 허벅지 안쪽을 꾹 누르면 배 근육과 등 근육이 자극을 받아 자세도 좋아집니다.

자리가 없어 서 있을 때 권하고 싶은 동작은 배를 쏙 집어넣고 호흡하는 '드로인(draw-in)'입니다. 저는 한두 군데 역을 지정했다가 해당 역을 지날 때마다 드로인을 해요. 여러분도 자신만의 루틴을 만들어 실천해보세요.

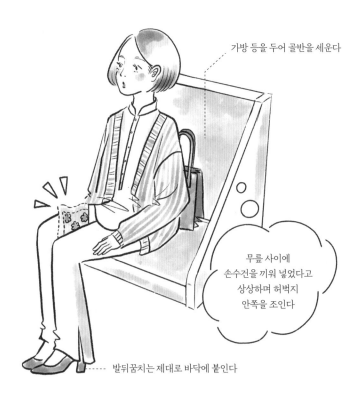

가방 등을 두어 골반을 세운다

무릎 사이에
손수건을 끼워 넣었다고
상상하며 허벅지
안쪽을 조인다

발뒤꿈치는 제대로 바닥에 붙인다

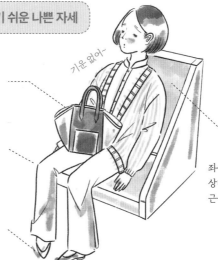

짐을 무릎 위에 두느라 등을
구부리고 있으면, 배가 튀어
나오고 호흡도 얕아진다

기운 없어~

앉을 때 무릎을 벌리고 있으면
허벅지 안쪽 근육이 약해진다

좌석 등받이에 축 늘어진
상태로 기대면 배와 등
근육을 쓰지 않게 된다

발끝이 안쪽을 향하면
하반신 바깥이 붓는다

버스나 지하철에서 하기 쉬운 좋은 자세

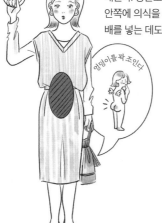

역 구간 드로인
숨을 들이쉴 때보다 3배 이상 천천히
내쉰다. 항문도 꽉 조이며 허벅지
안쪽에 의식을 둔다. 볼록 튀어나온
배를 넣는 데도 도움이 된다.

엉덩이를 꽉 조인다

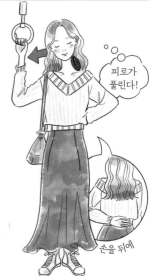

피로가
풀린다!

손을 뒤에

손잡이 스트레칭
손잡이를 잡고 목을 천천히 앞뒤·좌우로 기울인다. 혈액
순환이 좋아져 출근길에는 몸을 깨우고, 퇴근길에는 업
무로 인한 피로를 풀 수 있다. 오른쪽으로 기울일 때 왼
쪽 손을 등 가운데에 두면 등이 펴져 시원하다.

애플리케이션으로 몸과 마음을 관리하자

매일 몸의 상태를 관리하고 기록할 수 있는 애플리케이션

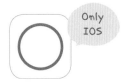

계속하는 기술

하나의 일을 습관화하는 데 특화된 애플리케이션. 친근한 코멘트도 좋고, 새로운 습관을 늘리고 싶을 때 활용할 만하다.

※ 한국에서 다운로드 가능하지만 일본어로만 이용 가능하다. 유사한 애플리케이션으로 '챌린저스'가 있다.

Asken

다이어트를 기록하기에 좋다. 사진으로 칼로리나 영양이 표시되며 영양사의 조언도 받을 수 있다. 나를 잘 알고 지지해주는 파트너 같은 존재다.

※ 한국에서는 이용할 수 없지만 유사한 애플리케이션으로 '밸런스 프렌즈'가 있다.

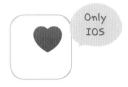

Health care

수면, 마음챙김, 영양, 걸음 수까지 관리할 수 있어 편리하다. 자신이 실제로 실천한 것을 확인하기에 좋다.

Pinterest

자신의 흥미나 목적에 맞춰 멋진 사진을 찾거나 수집할 수 있다. 자신이 바라는 미래의 모습이나 이미지를 시각적으로 확인하고 싶을 때 활용하자.

자신의 몸 상태를 파악하고 관리하거나 살 빠지는 습관을 만드는 데 편리하게 쓸 수 있는 휴대폰 애플리케이션이 많아요. 몇 가지 추천해드릴 테니 잘 활용해보세요.

Instagram

인스타그램은 자신이 해온 일을 기록하기에 좋다. 그날 했던 일, 먹었던 음식 사진을 올려보자. 반성하기보다는 해낸 일을 발견하는 데 도움이 된다. 관심 분야 혹은 전달하고 싶은 분야 등으로 계정을 나눠서 사용하면 편리하다.

Google Calendar

다양한 애플리케이션을 사용하기가 번거롭다면 한 번에 관리할 수 있는 것이 낫다. 해야 할 일과 습관으로 들이고 싶은 일을 스케줄로 짜 보자. 업무 중에도 활용할 수 있다. 익숙해지면 사용하기 가장 편리할 것이다.

Unlog

매일 변의 상태를 기록할 수 있다. 변은 몸을 알 수 있는 중요한 증거물. 변비에 잘 걸리는 사람은 기록을 통해 현재 상태를 먼저 파악해보자.

※ 한국에서 다운로드 가능하지만 일본어로만 이용 가능하다. 유사한 애플리케이션으로 '변비 상쾌 달력'이 있다.

Habitify

목표로 세운 것이 잘 진행되고 있는지 보기 쉽게 데이터로 정리해준다. 습관 관련 애플리케이션 중에서 가장 사용하기 쉽다. 매일 해야 할 일이 많아 정리하고 싶을 때도 도움이 된다. 늘 해야 할 일을 상기시켜주니 편리하다.

눈에 보이지 않는 몸의 내면을 관리해줄 애플리케이션

Meditone

자신의 상태에 맞춰 음악을 고를 수 있다. 집중력 강화, 식욕 억제 등 다양한 상황에 맞춰 활용할 수 있다. 치유 계열의 BGM과는 또다른 톤이다. 여성을 위한 생리 전 증후군 경감, 식욕 억제 메뉴도 있다.

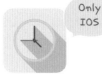

Sleep Meister

매일의 수면 상황, 쾌적하게 일어날 타이밍을 알람으로 알려준다. 수면 리듬에 잘 맞춰주니 아침 기상이 한결 편해진다. 잠꼬대나 코 고는 소리를 녹음할 수 있으니 주기적으로 체크해보자.

Meditopia

자신의 마음을 살피고 불안이나 스트레스를 덜고 싶을 때 사용하면 좋다. 음성 가이드가 친절하게 명상을 이끌어줘 초심자라도 편안하게 도전할 수 있다. 그날그날 나에게 맞는 프로그램을 고를 수 있다.

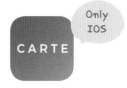

CARTE

자신의 자율신경 리듬을 파악하기 위한 앱. 매일 측정하면 나에게 맞는 운동 레슨도 볼 수 있다. 평소에 스트레스를 자주 받는다면 꼭 활용해보자.

Healing fire and natural sound

생동감 있는 영상과 소리로 모닥불 소리를 즐길 수 있다. 태우는 것을 바꿀 때마다 소리가 변한다. 모닥불과 촛불 영상을 보고 있으면 마음이 편안해진다. 가만히 쉬고 싶을 때, 훈훈한 분위기를 만들고 싶을 때 추천한다.

Only IOS

Water sounds

비 오는 소리, 바다 속 소리와 같이 물과 관련된 소리를 다양하게 들을 수 있다. 취침 전이나 작업 중 또는 아무것도 하지 않고 쉬고 싶을 때 들을 만하다. 취침 전, 비 오는 소리나 물 흐르는 소리를 듣고 싶은 밤에 활용하면 좋다.

Tide

매일 다른 자연의 사진 등을 즐길 수 있는 타이머 애플리케이션. 디자인이 아름답고 소리의 종류도 풍부하다! 수면, 명상, 휴식 또는 집중할 때 추천한다.

(TIP) 저의 SNS를 소개합니다

저는 인스타그램이나 유튜브에 실제로 사용해보고 좋았던 제품, 실천하고 있는 마사지 방법, 트레이닝과 같은 정보를 업로드하고 있습니다. 동기부여가 되는 방법 등을 영상 및 라이브 방송을 통해 자세히 전달하고 있어요. 저와 함께 살 빠지는 습관을 만들고자 하는 분은 SNS에도 방문해주세요.

〈Instagram〉
@saoooori89

자꾸 다른 사람과
나를 비교하게 된다면?

나보다 잘난 것 같은 주변 사람이나 SNS 속 사람을 볼 때 생기는 질투, 자기혐오와 같은 감정을 바로 없애기는 힘듭니다.

이럴 때는 기분이나 감정을 옆에 내려놓고 지내도록 노력해보세요. 타인과 비교되어 자신감이나 의욕을 잃게 될 때는 언어를 다루는 방법, 정보를 구하는 방법에 더욱 신경 쓰면 좋습니다. 저는 마음 상태를 우선적으로 고려하여 가급적 부정적인 감정이 들지 않도록 의식하며 SNS를 사용해요. 부정적인 감정을 통해 깨달음을 얻을 때도 있으니 지금부터 소개하는 방법을 실천해보길 바랍니다.

1. 나도 모르게 비교하게 되는
상대와는 거리를 둔다

상대방과 나를 비교하게 되거나 상대방이 나를 인정해주지 않아 불쾌해지는 등 만나면 뭔가 개운치 못한 감정이 든다면 내 마음이 편안해질 수 있는 거리를 찾아보자. 예를 들어 단둘이 만나는 상황을 피하거나, 만나는 빈도를 줄이고, 만나더라도 깊은 이야기를 나누지 않도록 한다.

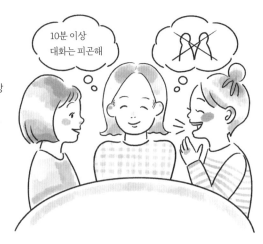

2. 나와 상대방을 구별한다

상대방에게 내 의견을 전달할 때는 '나는 △△라고 생각해'라는 말투를 사용한다. 나를 기준으로 이야기하고, 상대방의 말을 들을 때에도 '○○는 이렇게 생각하구나' 하고 마음속으로 생각한다.

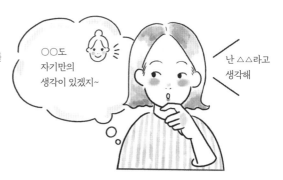

3. 가설을 세운다

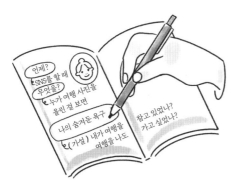

상대방에게 부정적인 감정이 든다면 그 원인은 내 마음속에 있을지 모른다. 예를 들어 내가 참고 있는 일을 상대방이 아무렇지 않게 하고 있어서 화가 난 것은 아닌지, 나의 마음을 들여다보고 가설을 세워 나쁜 감정에 대해 추리해보자.

4. 사소한 것부터 바꿔본다

부정적인 감정을 만드는 원인이 무엇인지 살펴보았다면 사소한 것부터 바꿔보자. 부정적인 감정을 갑자기 없애기는 힘드니 SNS 접속 시간을 줄이거나 편안한 마음으로 다양한 정보에 접근할 수 있는 환경을 만들어보자.

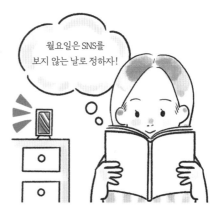

5. SNS 사용법을 바꾼다

같은 사진이나 문장이라도 자신의 마음 상태에 따라 달리 받아들이게 되므로 그때그때 내면의 상태에 맞춰 계정을 바꾸거나, 트위터나 인스타그램, 유튜브, 페이스북, 핀터레스트, 클럽하우스 등 사용하는 SNS도 바꾼다. SNS 역시 각기 성격이 다르므로, 내 상태에 맞는 SNS를 찾아 활용하면 좋다.

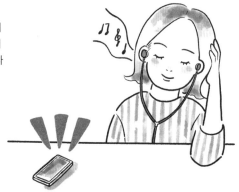

· 피곤할 때

피곤할 때는 SNS는 되도록 보지 않는 것이 좋다. 보더라도 웃을 수 있는 것, 음악이나 치유와 관련된 콘텐츠를 고르자. 내 마음에 영양제를 처방해보자.

· 마음이 나약해질 때

좋아하는 동물 사진이나 동영상, 사진가, 식물 등 나를 확실히 치유해주는 계정을 찾아 본다.

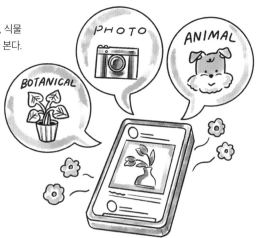

· 새로운 영감을 얻고 싶을 때
핀터레스트 같은 애플리케이션을 활용
해 새로운 자극을 얻는다. 사진이나 이
미지를 보다 보면 어느새 폴더 안은 내
가 좋아하는 것과 영감을 불러일으키는
자료로 꽉 채워진다.

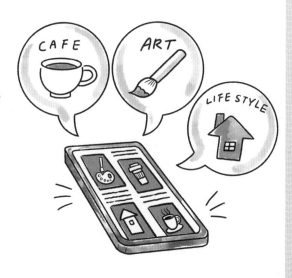

· 실행력을 높이고 싶을 때
팔로워나 실제 친구들의 계정을 보며
다양한 정보를 얻고 자극을 받는다. 자
기계발과 관련된 계정은 보기만 해도
동기부여가 된다. 행동하고 싶을 때 보
도록 하자.

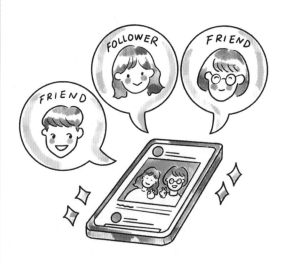

CHAPTER 4

평소처럼 움직였을 뿐인데
살이 빠진다

계단이나 언덕을 오르내리고, 자전거를 탈 때처럼 몸을 크게 움직이면 운동량과 칼로리 소모도 커집니다. 가능한 범위 내에서 동작을 약간만 바꾸면 효과적으로 살 빠지는 습관을 만들 수 있습니다. 어차피 해야 하는 동작이라면 다이어트에 도움이 되면 좋겠죠? 겁 먹을 필요는 없습니다. 누구나 일상 속에서 응용할 수 있는 소소한 동작들을 소개할 거니까요.

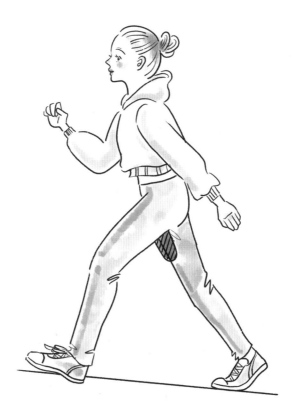

등 뒤로 손을 뻗으면
스트레칭을 할 수 있다

몸 뒤로 손을 뻗어 손잡이를 여닫으면 자연스럽게 견갑골이 열려요. 견갑골은 다양한 상반
신 동작을 취할 때 함께 움직여야 한다고 앞에서 여러 번 이야기했습니다. 견갑골을 움직이
지 않고 계속 같은 자세를 유지하면 안 좋은 증상들이 생겨요. 주변 근육이 딱딱해져 등살이
처지고, 어깨와 목이 결리며, 등이 굽고, 몸이 냉해집니다. 문을 여닫을 때마다 등을 스트레
칭해주면 견갑골의 가동 범위가 넓어져 주변에 있는 근육의 활동량도 늘어나요. 체내 대사
도 올라가서 살이 빠지기 쉬운 몸으로 바뀝니다 .

등 뒤에서 문을 열고 닫는 견갑골 스트레칭

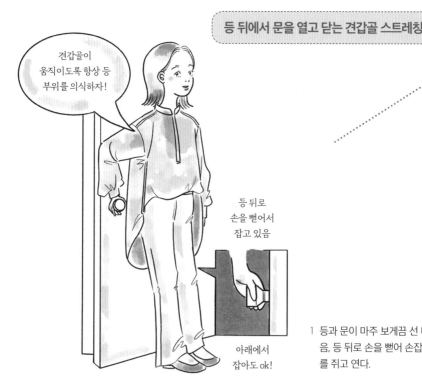

견갑골이
움직이도록 항상 등
부위를 의식하자!

등 뒤로
손을 뻗어서
잡고 있음

아래에서
잡아도 ok!

1 등과 문이 마주 보게끔 선 다
음, 등 뒤로 손을 뻗어 손잡이
를 쥐고 연다.

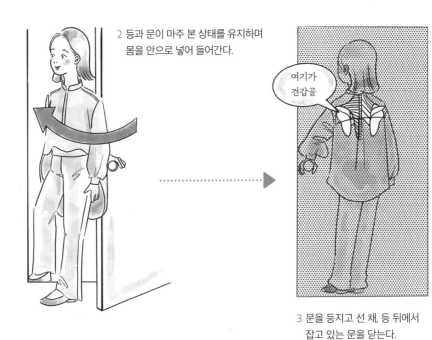

2 등과 문이 마주 본 상태를 유지하며 몸을 안으로 넣어 들어간다.

여기가 견갑골

3 문을 등지고 선 채, 등 뒤에서 잡고 있는 문을 닫는다.

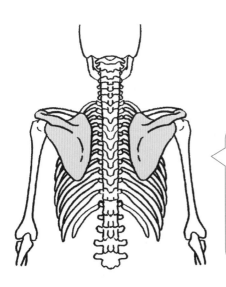

TIP **견갑골은 의외로 커요**

견갑골은 등 위쪽에 있는 한쌍의 뼈입니다. 견갑골을 움직여야 한다고 어깨 위쪽만 움직이는 사람이 적지 않을 거예요. 실제로 견갑골은 등 가운데까지 차지하는 큰 뼈예요. '여기까지가 견갑골인가?' 하고 의식하기만 해도 몸의 움직임이 달라집니다.

어차피 올라가야 한다면
살 빼면서 올라가자

계단을 올라갈 때, 시선이 아래를 향하면 자세가 무너지고 앞쪽 허벅지에 힘이 실려 허벅지가 잘 뭉칩니다. 계단을 오를 때 이상적인 자세는 다음과 같아요. 상반신을 곧게 펴고 시선을 정면에 두며 들어 올린 다리의 허벅지 안쪽부터 엉덩이에 의식을 둡니다. 그리고 발뒤꿈치까지 확실히 계단에 닿도록 올라가세요. 발 뒷부분으로 몸을 들어 올리면 등 근육을 쓰기 쉬워집니다.

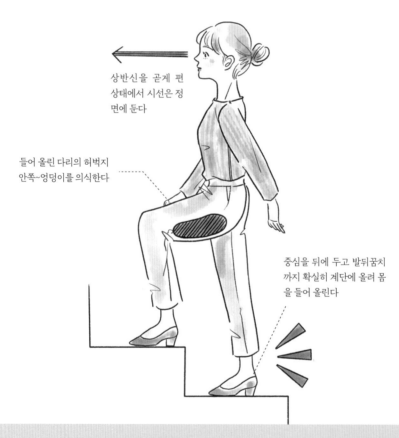

상반신을 곧게 편 상태에서 시선은 정면에 둔다

들어 올린 다리의 허벅지 안쪽~엉덩이를 의식한다

중심을 뒤에 두고 발뒤꿈치까지 확실히 계단에 올려 몸을 들어 올린다

뒷발에 힘을 주면 엉덩이가 탄탄해진다

집 주변 또는 매일 지나가는 길에 언덕이 있다면 정말 운이 좋은 거예요. 살을 뺄 수 있는 절호의 기회입니다. 언덕을 오를 때, 상반신을 늘리듯 쭉 펴고 정면을 보며 먼저 앞으로 나간 다리 대신 뒤에 놓인 다리로 땅을 누른다고 의식하며 걸어보세요. 큰 보폭으로 걸으면서 뒤에 있는 다리의 고관절 부위를 늘립니다. 평지에서 걸을 때보다 다리에 힘이 들어가 허벅지와 엉덩이 근육을 키울 수 있어요. 자세도 더욱 예뻐집니다.

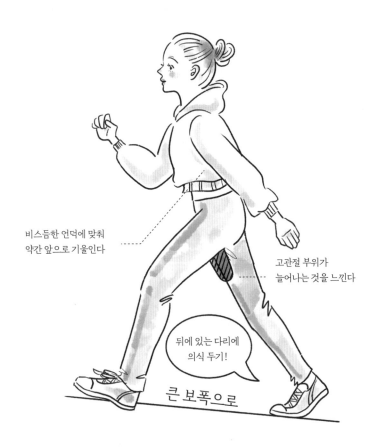

비스듬한 언덕에 맞춰 약간 앞으로 기울인다

고관절 부위가 늘어나는 것을 느낀다

뒤에 있는 다리에 의식 두기!

큰 보폭으로

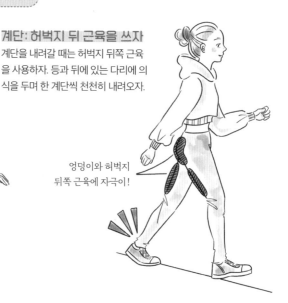

계단: 허벅지 뒤 근육을 쓰자

계단을 내려갈 때는 허벅지 뒤쪽 근육을 사용하자. 등과 뒤에 있는 다리에 의식을 두며 한 계단씩 천천히 내려오자.

엉덩이와 허벅지
뒤쪽 근육에 자극이!

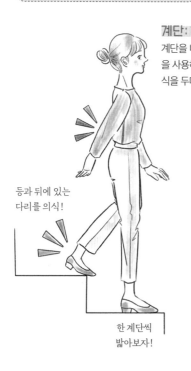

등과 뒤에 있는
다리를 의식!

한 계단씩
밟아보자!

언덕: 엉덩이&허벅지 뒤 근육을 쓰자

뒤에 있는 다리를 의식하면 엉덩이와 허벅지 뒤쪽 근육을 사용하며 걸을 수 있다. 급경사가 심한 길에서는 무릎에 부담이 가지 않도록 주의하자.

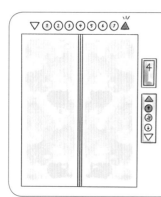

TIP 내려갈 때는 계단을 이용하자

허벅지 안쪽이 잘 붓는다면 올라갈 때 엘리베이터나 에스컬레이터로 올라가도 괜찮아요. 대신 내려갈 때는 걸음에 집중해보세요. 잘못된 자세로 내려가면 무릎에 부담을 주기 때문에 허벅지 뒤쪽 근육에 힘을 주고 걸어보세요. 하체 다이어트에 도움이 됩니다. 저는 항상 계단을 이용해 걸어 내려가는 시간을 늘리려고 노력해요.

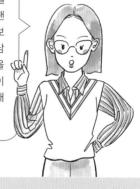

가만히 서 있을 때도 코어 근육을 만들자

가만히 서 있을 때도 어떤 자세를 하고 있느냐에 따라 몸이 달라져요. 예를 들어 가만히 서서 신호를 기다릴 때도 할 수 있는 운동이 있습니다. 바로 코어 근육을 만드는 운동이에요. 왼쪽과 오른쪽 발이 앞뒤로 일직선이 되게끔 서 있기만 하면 됩니다. 몸이 흔들린다면 균형이 맞지 않을 가능성이 커요. 또 어떤 발이 앞에 있을 때 더 많이 흔들리는지 확인해보세요. 신호를 기다릴 때마다 습관처럼 하다 보면, 코어 근육이 단련되어 어느 순간 몸이 흔들리지 않을 거예요.

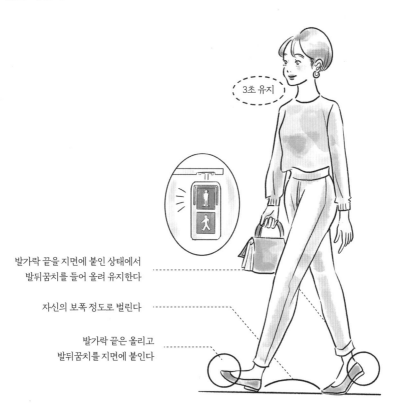

3초 유지

발가락 끝을 지면에 붙인 상태에서
발뒤꿈치를 들어 올려 유지한다

자신의 보폭 정도로 벌린다

발가락 끝은 올리고
발뒤꿈치를 지면에 붙인다

골반부터 기울이며 하체 근육을 만들자

인사를 하거나 머리를 숙일 때, 허리를 둥글게 만 상태에서 상반신만 앞으로 기울이기 쉽습니다. 앞으로 머리를 숙여야 한다면 머리부터 상반신까지 일직선이 되도록 곧게 편 채로 골반을 앞으로 기울여보세요. 하반신을 단련하는 동시에 자세도 아름답게 유지할 수 있어요. 하반신 뒤쪽을 확실히 늘리면 종아리부터 허벅지, 엉덩이 근육까지 단련됩니다. 세수나 요리할 때처럼 다양한 상황에서 응용이 가능해요.

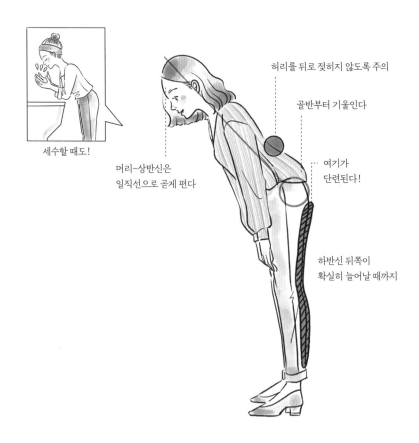

세수할 때도!

허리를 뒤로 젖히지 않도록 주의

골반부터 기울인다

여기가 단련된다!

머리~상반신은 일직선으로 곧게 편다

하반신 뒤쪽이 확실히 늘어날 때까지

엉덩이부터 숙이면서 스트레칭을 하자

일상생활 중 물건을 줍기 위해 쭈그려 앉았다가 일어서는 동작을 의외로 많이 하는데요. 이런 사소한 동작도 잘 활용하면 엉덩이 근육에 자극을 주거나 하반신 스트레칭을 할 수 있어요. 발 앞에 중심을 둔 상태에서 엉덩이부터 숙이고, 엉덩이로 일어서면 됩니다. 신발 끈을 묶거나 바닥에서 일어설 때 등 다양한 상황에서 응용할 수 있으니 꼭 습관으로 만들어보세요.

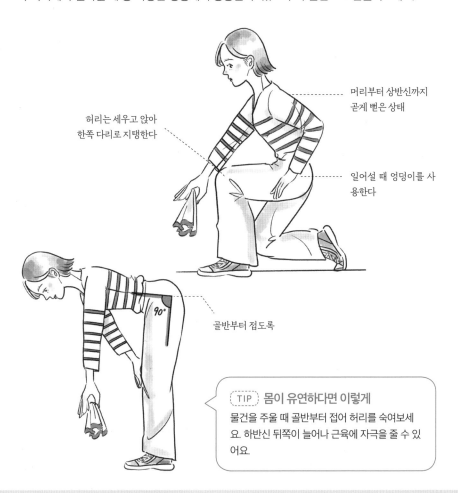

머리부터 상반신까지 곧게 뻗은 상태

허리는 세우고 앉아 한쪽 다리로 지탱한다

일어설 때 엉덩이를 사용한다

90°

골반부터 접도록

TIP 몸이 유연하다면 이렇게
물건을 주울 때 골반부터 접어 허리를 숙여보세요. 하반신 뒤쪽이 늘어나 근육에 자극을 줄 수 있어요.

자전거를 탈 때도 그냥 타지 마라

자전거는 부담 없이 할 수 있는 유산소 운동 중 하나입니다. 자전거 페달을 밟는 동작은 지방 연소, 전신 근육 단련에 도움이 돼요. 다만 자전거를 어떻게 타느냐에 따라 허벅지 안쪽과 종아리에 과한 근육이 생기기도 해요. 자전거를 타면서 근육을 균형 있게 단련하려면 자세를 잘 잡아야 해요. 거리를 지나갈 때 쇼윈도 등을 거울 삼아 자전거 페달 밟을 때와 멈춰 있을 때 자세를 살펴보세요. 안장 위치는 등을 쭉 펴고 앉을 수 있도록 몸에 맞추는 것도 잊지 마세요.

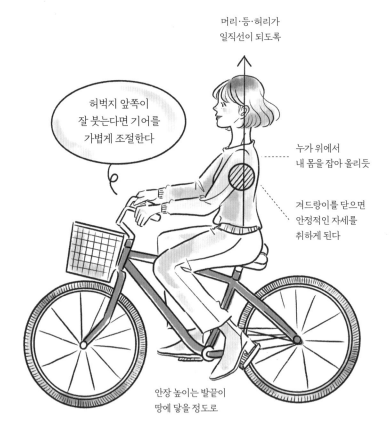

머리·등·허리가
일직선이 되도록

허벅지 앞쪽이
잘 붓는다면 기어를
가볍게 조절한다

누가 위에서
내 몸을 잡아 올리듯

겨드랑이를 닫으면
안정적인 자세를
취하게 된다

안장 높이는 발끝이
땅에 닿을 정도로.

근육을 균형 있게 발달시키는 페달 밟는 법

△ 나쁜 방식

페달을 밟는 발의 무릎이 위에 있을수록 허벅지 앞쪽에 힘이 실려 부종의 원인으로 이어진다.

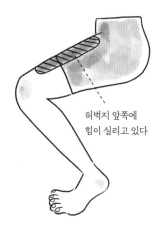

허벅지 앞쪽에
힘이 실리고 있다

◎ 좋은 방식

무릎이 엉덩이보다 아래에 위치할 때 페달을 밟으면 허벅지 뒤쪽 근육에 자극이 온다.

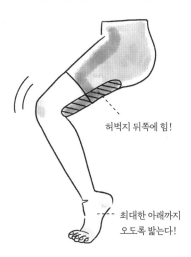

허벅지 뒤쪽에 힘!

최대한 아래까지
오도록 밟는다!

신호 대기 중 발목 스트레칭

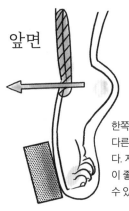

앞면

한쪽 발로 페달 위치를 고정하고, 다른 쪽 발등을 페달에 대며 늘린다. 지면에 대도 좋다. 혈액 순환이 좋아져 냉증과 부종을 예방할 수 있다.

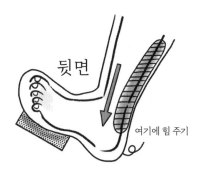

뒷면

여기에 힘 주기

페달에 발바닥을 대고, 발뒤꿈치 쪽에 힘을 실어 발목 뒤쪽에서 종아리를 늘린다. 부종을 해소하고 발목을 매끈하게 만들 수 있다.

무릎 위치가 엉덩이보다 높아야 수월하다

바쁠 때 화장실에서 보내는 시간을 소홀히 하기 쉽지만 대변은 몸속에서 들려주는 신호나 다름없습니다. 그날 자신의 건강 상태를 바로 알려주니 소중히 생각해야 해요. 배변 중에는 자세를 앞으로 기울이는 편이 좋습니다. 직장에서 항문까지 이어진 길이 쭉 펴져 대변이 원활하게 나와요. 그리고 무릎을 껴안는 자세를 취하면 복근에 힘을 주기 쉬워집니다. 양변기에서는 상반신을 앞으로 기울이기 쉽지 않으니 발판을 이용해서 무릎이 엉덩이보다 높은 위치에 오도록 조절해보세요.

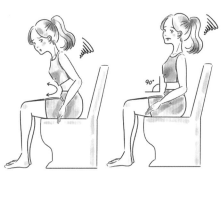

△ 일반적인 자세
- 상반신과 허벅지의 각도가 직각이다.
- 배를 둥글게 말아버린다.

◎ 변이 나오기 쉬운 자세
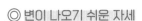
- 몸과 허벅지의 각도가 35도쯤 되도록 한다.
- 무릎이 엉덩이 위로 오도록 발판을 깐다.

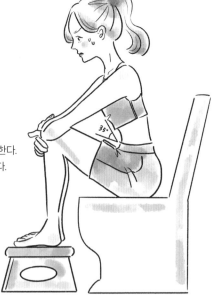

변비가 사라지는 장 스트레칭

1 코로 숨을 들이쉬고 세 배 더 길게 입으로 내쉰다.
   천천히 복식 호흡을 하면서 장을 편안하게 만든다.

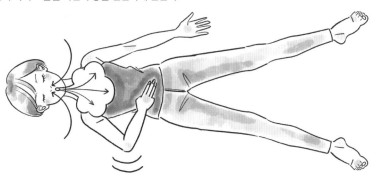

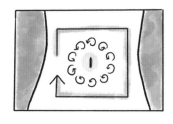

2 호흡을 하면서 손가락 세 개로 배를 마사지한
   다. 배 주변에 작은 원을 그리듯 뱅글뱅글 돌리
   며 마사지한 후 크게 밀어내듯 천천히 오른쪽
   방향으로 두 바퀴 돌린다.

호흡을 하면서 1분 유지

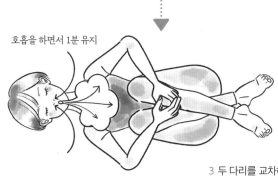

3 두 다리를 교차해서 가슴 쪽으로 끌어당긴다.
   배를 안으로 당긴 상태에서 숨을 들이쉬고 내
   쉬기를 반복한다.

만약 변비라면?
변 상태와 원인부터 살피자

예전에 저는 변비로 고생을 많이 했는데요. 변은 몸에서 보내는 신호이며 그날그날 장의 상태를 알려주는 소중한 역할을 존재예요. 매일 변의 상태를 확인하면 자신의 건강 상태가 괜찮은지, 식생활은 바람직한지 알아차릴 수 있어요.

평소에 변비 증세가 있거나 변비로 고생 중이라면 방치하지 말고 자신에게 맞는 개선 방법을 찾아야 합니다. 장내 환경이 악화되면 기분에도 영향이 간다고 합니다. 복합적인 원인으로 변비 증세가 나타날 때가 많으니 다양한 방법을 시도해보세요.

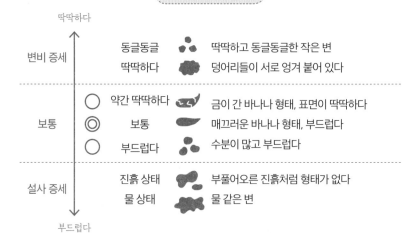

변 상태 셀프 체크

	딱딱하다 ↑			
변비 증세		동글동글		딱딱하고 동글동글한 작은 변
		딱딱하다		덩어리들이 서로 엉겨 붙어 있다
보통	○	약간 딱딱하다		금이 간 바나나 형태, 표면이 딱딱하다
	◎	보통		매끄러운 바나나 형태, 부드럽다
	○	부드럽다		수분이 많고 부드럽다
설사 증세		진흙 상태		부풀어오른 진흙처럼 형태가 없다
		물 상태		물 같은 변
	부드럽다 ↓			

변비의 주요 원인과 해결책	
수분 부족	수시로 수분을 보충해야 합니다. 물 중에서도 경도가 높은 물을 추천해요. 익숙하지 않다면 탄산수로 시도해보세요.
스트레스	긴장은 장의 움직임을 둔화시킵니다. 뇌와 장은 밀접한 관계가 있어서 과도한 스트레스는 장내 환경을 악화시킨다고 하죠. 스트레스를 잘 조절하면서 식사의 영양 균형이 어느 한쪽으로 치우치지는 않았는지 살펴보세요.
잘못된 식습관	편식, 불규칙한 식사 시간, 과도한 식사 제한 등도 변비로 이어질 수 있어요. 평소에 섭취하는 음식을 살펴보고 내 몸에 좋은 것들을 고르도록 노력해보세요.
깨진 생활 리듬	생활 리듬이 깨지면 배변을 촉진하는 자율신경이 제대로 활동하지 못해 장의 연동운동도 정상적으로 이루어지지 않아요. 결국 변이 체내에 머물며 변비 증세가 생길 수 있습니다.
지질 부족	다이어트 중 칼로리를 제한한 식사를 하면 지질이 부족해지기 쉬워요. 필요한 지질을 잘 구분하며 현명하게 섭취해야 합니다.
식이섬유 부족	불용성 식이섬유(브로콜리, 시금치, 새송이 버섯, 콩 등)와 수용성 식이섬유(미역, 톳, 사과, 키위 등)를 골고루 섭취하고 있나요? 쉽게 구할 수 있는 식재료가 많으니 추가해보세요.
운동 부족	운동이나 근력 부족으로 장이 자극을 받지 못하면 배변 활동이 둔화됩니다. 스트레칭 또는 마사지를 하거나 평소 운동량을 점검해보세요.

CHAPTER 5

집안일만 했을 뿐인데
살이 빠진다

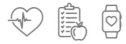

집에 있는 시간이 길수록 일상생활을 다이어트로 연결할 수 있는 일이 많아집니다. 청소할 때 취하는 동작을 운동으로 활용하거나 집안일을 할 때 동작을 조금만 바꿔도 살이 저절로 빠질 거예요.

사실 저는 정리정돈에 서툴고 집안일에 능숙한 편은 아닙니다. 하지만 집안일을 몸과 마음을 위한 일이자 다이어트에도 도움이 되는 일이라고 생각하며, 집안일을 하는 시간을 나를 갈고닦는 시간으로 즐기게 되었어요. 매일 생활하는 장소부터 정리하며 몸과 마음이 기뻐할 습관을 늘려보세요.

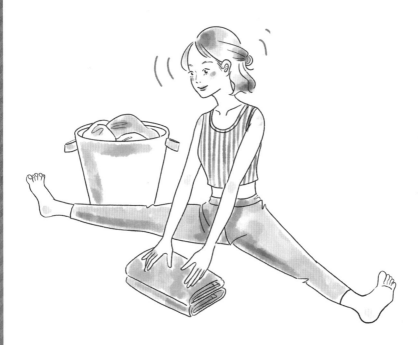

청소 시간을 운동 시간으로 바꿔보자

좋든 싫든 손과 발을 사용해야 하는 청소 시간은 운동과 스트레칭을 겸할 수 있는 절호의 기회예요. 청소기를 돌릴 때는 팔 힘만 쓰기 쉬워요. 상체를 수직으로 내리며 몸 한가운데에 중심을 두고 팔을 쫙 벌려가며 몸 전체를 사용해 핸들을 조작해보세요. 갑자기 운동량이 늘어납니다. 늘 해왔던 청소 동작에 자세를 약간만 바꾸면 청소 시간을 운동 시간으로 활용할 수 있어요.

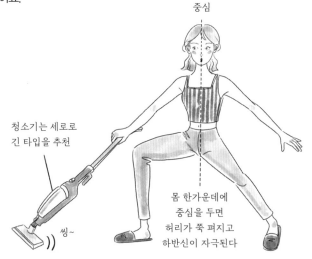

중심

청소기는 세로로
긴 타입을 추천

씽~

몸 한가운데에
중심을 두면
허리가 쭉 펴지고
하반신이 자극된다

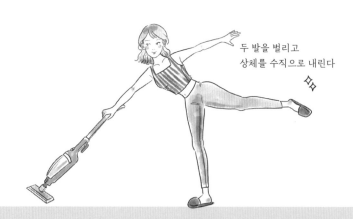

두 발을 벌리고
상체를 수직으로 내린다

청소하면서 할 수 있는 전신 운동

다리 : 발을 내밀며 바닥 닦기

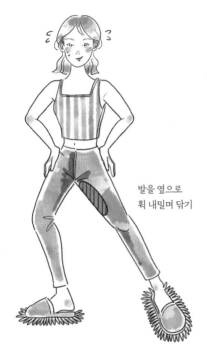

발을 옆으로
휙 내밀며 닦기

팔뚝 : 테이블 닦기 운동

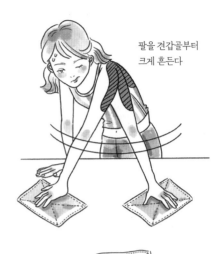

팔을 견갑골부터
크게 흔든다

전신 : 허벅지 들어 올리며 바닥 닦기

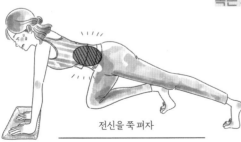

전신을 쭉 펴자

복근 : 창문 닦기 운동

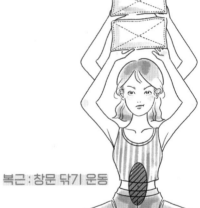

엉덩이에 힘주면서
다리를 벌려 상체를 내리고,
배는 쏙 집어넣자

바구니에서 빨래를 꺼내면 운동이 된다

빨래를 너는 데 걸리는 시간은 의외로 길죠. 이때도 저는 운동이 될 만한 동작을 추가합니다. 빨래를 널 때는 세탁 바구니 앞에 한번 쭈그리고 앉아 빨래를 꺼내고 일어나요. 스쿼트 동작과 유사해 엉덩이와 허벅지 뒤쪽을 단련할 수 있어요. 똑바로 선 상태에서 허리를 앞으로 숙이며 빨래를 꺼내면 허리와 하반신을 스트레칭할 수 있습니다.

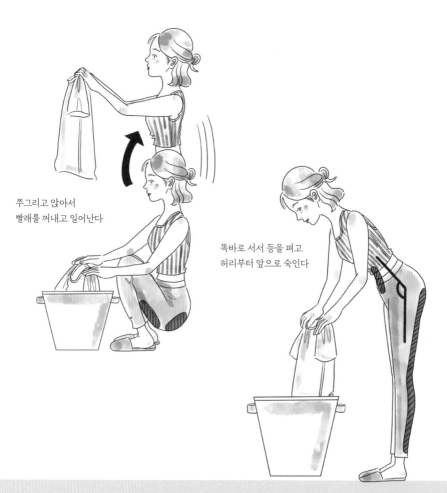

쭈그리고 앉아서
빨래를 꺼내고 일어난다

똑바로 서서 등을 펴고
허리부터 앞으로 숙인다

다리를 벌리고 앉아
옷을 개면 운동이 된다

옷을 갤 때도 스트레칭을 하면 몸을 가꾸며 집안일도 하는 것이니 그야말로 일석이조입니다. 바닥에 앉아 옷을 갤 때는 양쪽 다리를 크게 벌려 골반을 열고 허벅지 안쪽을 스트레칭해보세요. 무리하지 말고 벌릴 수 있는 범위 내에서 시도하면 됩니다. 그리고 의자에 앉아서 옷을 갤 때도 앉은 자세에 신경 쓰며 정리하면 좋아요. 다리를 들어 올린 상태에서 옷을 개면 좋은 운동이 됩니다.

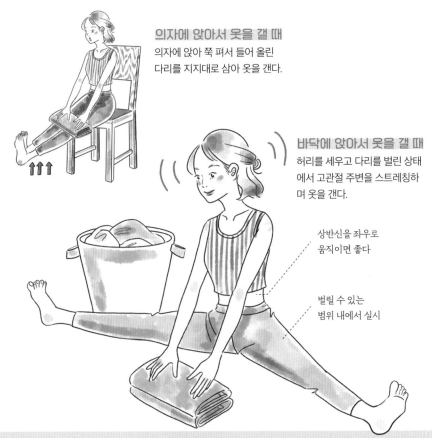

의자에 앉아서 옷을 갤 때
의자에 앉아 쭉 펴서 들어 올린
다리를 지지대로 삼아 옷을 갠다.

바닥에 앉아서 옷을 갤 때
허리를 세우고 다리를 벌린 상태
에서 고관절 주변을 스트레칭하
며 옷을 갠다.

상반신을 좌우로
움직이면 좋다

벌릴 수 있는
범위 내에서 실시

힘주는 곳을 조금만 바꿔도 운동이 된다

여러 집안일 중에서도 욕실 청소는 몸을 크게 움직여야 하기 때문에 청소하면서 할 수 있는 운동이 많아요. 욕조를 닦을 때 다리와 팔에 힘이 들어가는 만큼 어깨나 허리에 큰 부담이 가기 마련입니다. 이때 동작을 조금만 바꿔 엉덩이 근육을 자극하고 햄스트링을 스트레칭해보세요. 한쪽 다리로 선 상태에서 상반신을 쭉 뻗고 골반부터 앞으로 기울이면 됩니다. 평소에 단련하기 어려운 엉덩이와 다리 뒤쪽 근육에 자극이 와요.

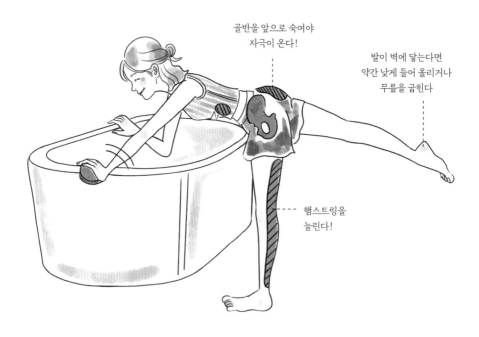

골반을 앞으로 숙여야
자극이 온다!

발이 벽에 닿는다면
약간 낮게 들어 올리거나
무릎을 굽힌다

햄스트링을
늘린다!

허리를 숙일 때는 이렇게

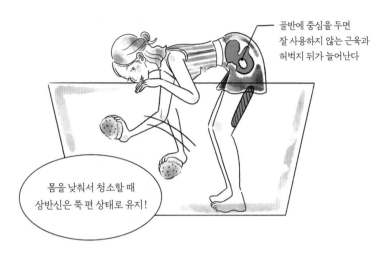

골반에 중심을 두면
잘 사용하지 않는 근육과
허벅지 뒤가 늘어난다

몸을 낮춰서 청소할 때
상반신은 쭉 편 상태로 유지!

청소 중에 틈틈이 상반신 스트레칭

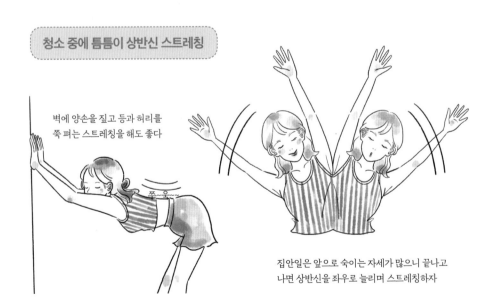

벽에 양손을 짚고 등과 허리를
쭉 펴는 스트레칭을 해도 좋다

집안일은 앞으로 숙이는 자세가 많으니 끝나고
나면 상반신을 좌우로 늘리며 스트레칭하자

허리를 곧게 펴기만 해도 운동이 된다

요리 중에는 시선이 아래로 향할 때가 많아요. 부엌 조리대가 너무 낮으면 등이 구부정해지고 배에 힘을 주기도 어려워요. 요리 중에도 등을 곧게 펴고 가급적 허리부터 숙이도록 두 발을 벌려 자세를 조절해보세요. 이 자세만 잘 지켜도 충분히 운동이 됩니다. 혹은 요리 중 한쪽 발로 서는 운동을 해보세요. 오로지 요리에만 집중해서 마음을 수련하는 시간으로 만들어도 좋아요. 템포가 빠른 곡을 들으며 요리에 집중해도 좋습니다.

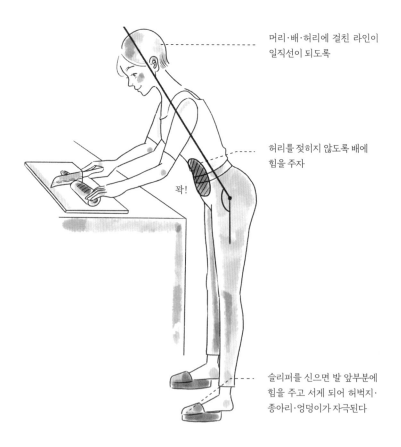

머리·배·허리에 걸친 라인이
일직선이 되도록

허리를 젖히지 않도록 배에
힘을 주자

꽉!

슬리퍼를 신으면 발 앞부분에
힘을 주고 서게 되어 허벅지·
종아리·엉덩이가 자극된다

요리하면서 할 수 있는 운동

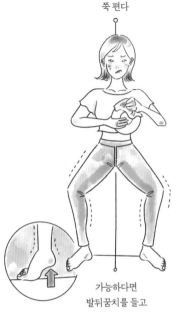

쭉 편다

가능하다면
발뒤꿈치를 들고

와이드 스쿼트로 하반신 운동

컨디션이 좋은 날에는 두 발을 벌리고 무릎이 안쪽으로 모아지지 않도록 주의하며 상체를 내린 상태에서 유지한다. 식기를 다 닦을 동안만 해보는 식으로 짧은 시간부터 도전해도 괜찮다. 하반신이 날씬해진다.

쭉 편다

한쪽 다리로 서서 코어 운동

한쪽 다리로 서는 트레이닝은 균형 감각을 단련하기에 좋다. 균형을 잘 잡게 되면 자세 전체가 좋아지며 트레이닝 중에도 근육을 더욱 효과적으로 사용하게 된다.

한쪽 다리로 서서
코어 트레이닝

TIP **산미 있는 음료는 식욕을 억제해요**

저는 일부러 산미가 있는 음료를 마셔요. 공복을 잊게 해주고, 피로를 풀기에도 좋아요. 식사 중에는 산미가 있는 음식을 먹기 어려우니 음료를 통해 섭취해보세요. 특히 탄산수와 산미 있는 과일은 잘 어울려요. 과일을 냉동해두었다가 탄산수와 함께 마시면 디저트 음료가 됩니다. 감귤은 식욕 억제에, 키위는 변비 해소에, 파인애플은 소화에 도움이 됩니다.

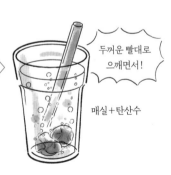

두꺼운 빨대로
으깨면서!

매실+탄산수

정리정돈만 잘해도
살이 빠지는 이유

저는 오래전부터 업무, 집안일, 육아와 같이 반드시 해야 할 일을 나만의 공간까지 끌어오는 버릇이 있었어요. 여유가 사라지면 어디서부터 수습해야 좋을지 판단이 서지 않아 스트레스만 잔뜩 받았죠. 혼자서 자주 뇌를 패닉 상태로 만들었어요. 그때 상담을 해줬던 선생님이 '이미지 떠올리기'라는 생각 정리법을 소개해줬어요.

먼저 눈을 감고 나만의 머릿속 공간을 떠올립니다. 그 공간에 어질러져 있는 생각을 물건 정리하듯이 말끔하게 정리해봅니다. 실제로 종이에 적어보면 더욱 좋아요. 어질러진 생각을 선반에 진열해나가면 머릿속도 기분도 깨끗하게 정리됩니다.

생각을 정리하고 싶을 때 표현을 바꿔보는 것도 도움이 돼요. '업무를 어떻게 해야 할까?', 'ㅇㅇ와 어떻게 지내지?'처럼 막연한 표현 대신 '업무의 ㅇㅇ를 어떤 식으로 접근해야 할까?', 'ㅇㅇ의 △△한 부분을 어떻게 대해야 할까?' 하고 구체적인 언어로 바꿔보세요. 표현을 바꾸면 막연했던 일을 대처하기 쉬워집니다. 또 이런 말로 누군가에게 털어놓기만 해도 기분이 풀립니다.

※ 나만의 공간이란, 눈에 보이지 않는 개인만의 영역을 말해요. 만약 다른 사람이 멋대로 들어오면 불쾌해지는 마음속 공간이죠. 공간의 범위는 그때그때 마음 상태나 상대방과의 관계성 등에 따라 변화하며 상대방에 따라서도 달라져요.

일상생활 중 자신의 머릿속이 복잡하다는 걸 깨달았다면 정리를 해봅시다. 지금 내게 필요한 일, 하고 싶었던 일의 윤곽이 뚜렷해져요. 목표를 달성하기도 쉬워집니다. 여기에 도달하기까지 거치게 될 중간 과정도 충분히 즐겨보세요.

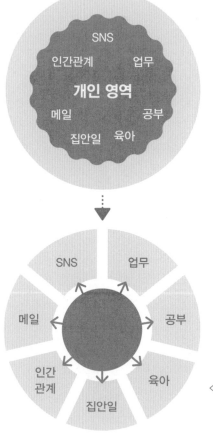

머릿속이 복잡할 때
나만의 공간 안에 하고 싶은 일, 해야 할 일이 복잡하게 얽혀 있어 혼란스럽다.

항목을 하나씩 나만의 공간에서 끄집어낸 후 선반에 나열하듯 정리해보자.

머릿속으로만 생각하면 좀처럼 정리가 안 됩니다. 일단 종이에 써 보세요. 휴대폰 메모 기능을 사용해도 좋습니다.

CHAPTER 6

잘 쉬었을 뿐인데
살이 빠진다

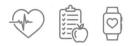

몸과 마음을 건강하게 유지하려면 목욕과 수면은 상당히 중요합니다. 업무 등으로 바빠서 시간에 쫓기면 간단히 샤워만 하게 되죠. 그러나 욕조에 10분만 몸을 담가도 굉장히 큰 효과를 볼 수 있어요. 피로도 풀리고 혈액 순환까지 좋아져 살이 빠지기 쉬운 몸이 돼요. 그리고 수면 중에는 신진대사가 활발해지는데, 수면을 제대로 취하지 못하면 나중에 폭음과 폭식을 할 확률이 높아져요. 휴식 시간을 주제로 이번 챕터에서는 제가 집에서 어떤 방식으로 생활하는지 소개할게요.

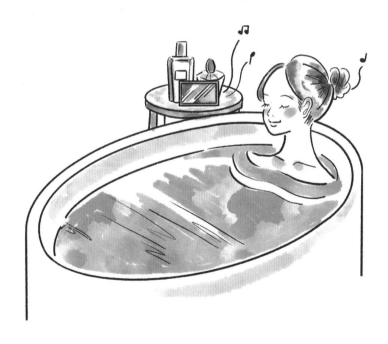

거실에서 할 수 있는 온몸 스트레칭

좋아하는 드라마나 예능을 보면서 스트레칭을 시도하면 집중력이 분산되어 결국 안 하게 됩니다. 보려고 하는 프로그램은 집중해서 보고, 광고가 나오는 1~2분 사이에 스트레칭을 해보세요. 짧은 시간 내에 힘들지 않은 동작으로도 다이어트를 할 수 있습니다. 거실에서 뒹굴뒹굴 쉴 때 틈틈이 그날의 의욕에 맞춘 스트레칭을 실시하며 살 빠지는 습관을 만들어보세요.

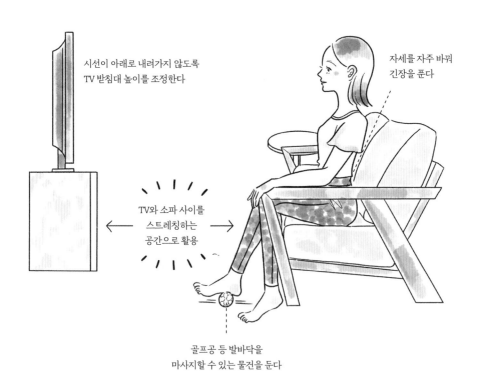

시선이 아래로 내려가지 않도록
TV 받침대 높이를 조정한다

자세를 자주 바꿔
긴장을 푼다

TV와 소파 사이를
스트레칭하는
공간으로 활용

골프공 등 발바닥을
마사지할 수 있는 물건을 둔다

틈틈이 거실에서 온몸 스트레칭

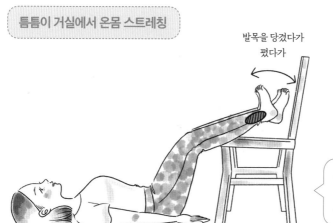

난이도
★ ☆ ☆

발목을 당겼다가
폈다가

쿠션이나 의자 위에
발을 올리기만 해도
부종이 해소돼요!

발목 스트레칭
의자나 쿠션 등에 발을 올리고, 좌우 교대로 발목을 늘리거나 당긴다.

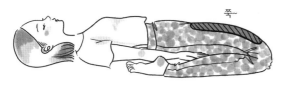

쭉~

허벅지 앞쪽 스트레칭
무릎을 꿇고 앉은 상태에서 상반신을 천천히 바닥으로 내리고 좌우로 흔들어주기만 해도 평소에 잘 붓는 허벅지 앞쪽을 풀어줄 수 있다. 한쪽 다리씩 실시해도 괜찮다.

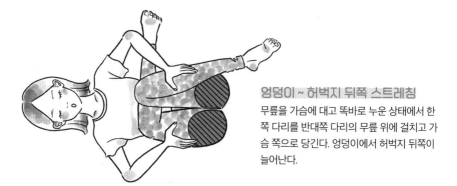

엉덩이 ~ 허벅지 뒤쪽 스트레칭
무릎을 가슴에 대고 똑바로 누운 상태에서 한쪽 다리를 반대쪽 다리의 무릎 위에 걸치고 가슴 쪽으로 당긴다. 엉덩이에서 허벅지 뒤쪽이 늘어난다.

허벅지 앞쪽 스트레칭

옆으로 누워서 위에 있는 다리의 발목을 잡고 뒤쪽으로 약간 당기면 허벅지 앞쪽을 스트레칭할 수 있다.

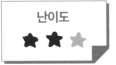

난이도
★ ★ ☆

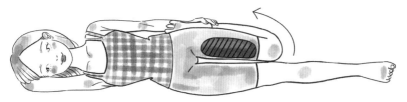

팔뚝 트레이닝

테이블 자세에서 한쪽 팔을 뒤로 높게 들어 늘렸다가, 팔 꿈치부터 아래로 굽히기를 반복하면 팔뚝이 단련된다.

덤벨 등 무게 있는 물건을 들고 하면 효과 UP!

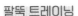

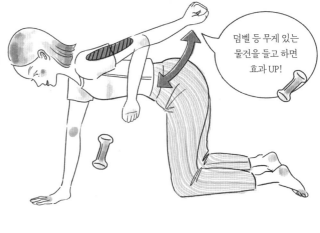

상반신 트레이닝

테이블 자세에서 상반신을 한쪽으로 비틀어 어깨를 바닥에 대고 위에 있는 팔을 들어 천장을 보면 상반신 전체에 자극이 온다.

허벅지 안쪽 트레이닝

옆으로 누운 상태에서 위에 있는 다리를 교차해 바닥에 붙인다.
아래 다리의 발을 천천히 들어 올린다.

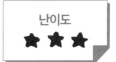
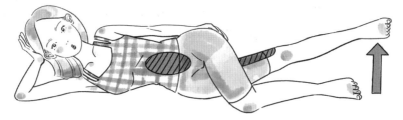

엉덩이 트레이닝(초급)

옆으로 누운 상태에서 위에 있는 다리를 쭉 펴고
천천히 들어 올렸다 내리길 반복한다.

엉덩이와 허벅지가 이어지는
부위에 특히 자극이 온다

배를 펴도록 의식하기

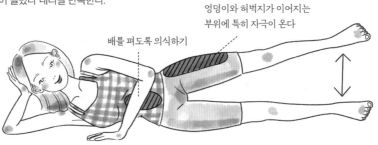

엉덩이 트레이닝(고급)

조금 더 강도를 높일 수 있다면 옆으로 누운 상태에서 무릎 위에
고무 밴드를 끼운 후 무릎을 굽히고, 닫았다가 벌리기를 반복한다.

허벅지 위 바깥 부분과
허벅지에 자극이 온다

밴드 없어도 OK!

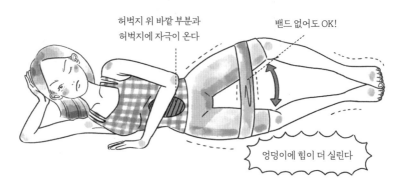

엉덩이에 힘이 더 실린다

근육을 풀어주는 폼롤러 스트레칭

폼롤러 위에 눕기만 해도 몸을 부드럽게 풀거나 늘릴 수 있어요. 사용법만 잘 익히면 힘들이지 않고도 휴식의 효과를 키울 수 있어요. 저는 폼롤러를 거실에 두고 수시로 사용하려고 노력해요. 언제든 폼롤러를 사용할 수 있도록 눈에 띄는 곳에 두고 활용해보세요.

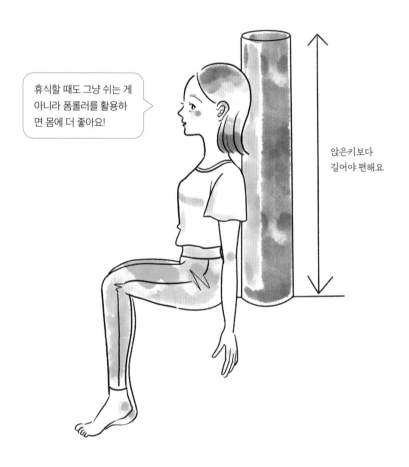

휴식할 때도 그냥 쉬는 게 아니라 폼롤러를 활용하면 몸에 더 좋아요!

앉은키보다
길어야 편해요

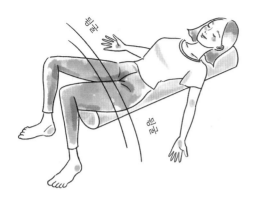

힘빼고

폼롤러를 이용해 휴식하는 법

기본 동작

폼롤러 위에 누워서 조금씩 좌우로 흔들며 크게 다섯 번 호흡한다. 등 전체를 부드럽게 풀어준다.

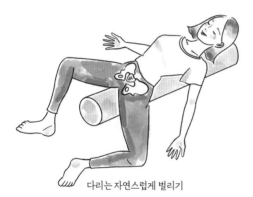

다리는 자연스럽게 벌리기

골반 풀어주기

허벅지 안쪽, 골반 주변을 풀어준다.

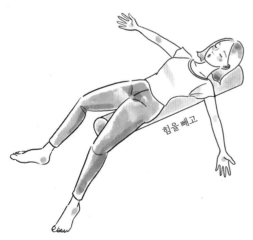

힘을 빼고

휴식

가슴을 펴고 천천히 호흡을 반복한다. 손을 천천히 위아래로 움직이며 크게 다섯 번 호흡한다.

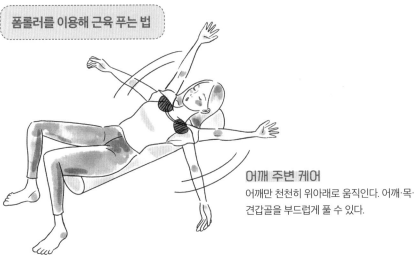

어깨 주변 케어

어깨만 천천히 위아래로 움직인다. 어깨·목·
견갑골을 부드럽게 풀 수 있다.

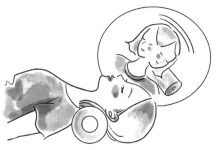

목

목을 좌우로 천천히 움직이면 목 주변 근육
을 확실히 부드럽게 풀 수 있다. 폼롤러를 어
깨보다 조금 위에 두면 더욱 안정적인 상태
에서 움직이게 된다.

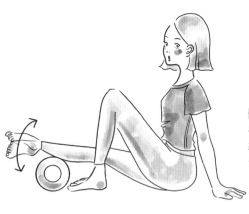

종아리

폼롤러에 종아리를 올려 굴린다. 이때 발을
좌우로 눕히면 종아리 안쪽과 바깥쪽이 확실
히 부드러워진다.

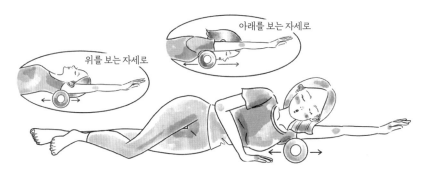

위를 보는 자세로

아래를 보는 자세로

팔 ~ 겨드랑이

팔을 뻗어서 겨드랑이 주변에 중심을 두고 몸을 위아래로 움직이며 풀어준다. 몸이 위를 향한 자세로도 아래를 향한 자세로도 시도해보자.

가슴 아래 ~ 허벅지

가슴 아래부터 허리, 허벅지 바깥 부위를 폼롤러로 조금씩 움직이며 아래로 내려간다. 약간 위를 바라보며 누운 자세, 몸을 뒤로 젖힌 듯한 자세에서도 실시하면 구석구석 풀어줄 수 있다.

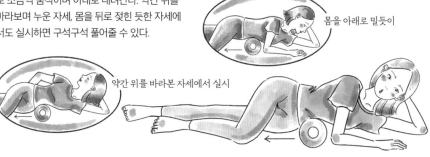

몸을 아래로 밀듯이

약간 위를 바라본 자세에서 실시

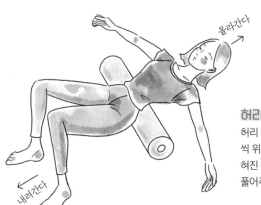

올라간다

내려간다

허리 ~ 등

허리 아래 부분에 폼롤러를 두고 천천히 조금씩 위로 올라갔다가 내려간다. 허리가 뒤로 젖혀진 상태라면 가슴 아래부터 목 부위까지만 풀어주자.

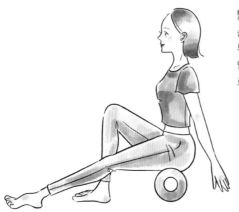

엉덩이

손을 뒤에 짚고, 한쪽 다리를 늘려 허벅지 뒤쪽부터 엉덩이까지 풀어준다. 엉덩이의 바깥쪽과 안쪽, 모든 부위를 풀어주면 좋다. 반대쪽 다리로도 실시한다.

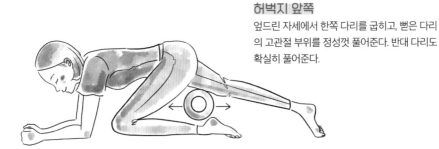

허벅지 앞쪽

엎드린 자세에서 한쪽 다리를 굽히고, 뻗은 다리의 고관절 부위를 정성껏 풀어준다. 반대 다리도 확실히 풀어준다.

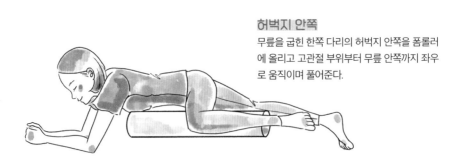

허벅지 안쪽

무릎을 굽힌 한쪽 다리의 허벅지 안쪽을 폼롤러에 올리고 고관절 부위부터 무릎 안쪽까지 좌우로 움직이며 풀어준다.

스트레칭에 도움이 되는 폼롤러

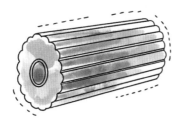

전동 타입
자동으로 흔들흔들 움직이며 근육을 푼다.
다른 일을 하며 동시에 이용할 수 있다.

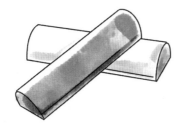

반으로 잘린 타입
높이가 낮고 수평 상태로 안정적이어서 몸
이 딱딱한 사람, 재활치료 중인 사람에게
알맞다.

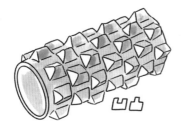

올록볼록한 타입
일반 폼롤러로는 자극이 부족한 느낌이 드
는 사람에게 추천한다.

숨만 쉬어도
살 빠지는 공간 만들기

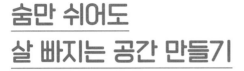

거울
자신을 객관적으로 바라볼
수 있는 전신 거울을 두자.

창문
태양광은 교감신경을 자극
하며 생체 리듬을 조절해주
기 때문에 되도록 햇빛이 많
이 들어오는 집에 거주하는
편이 좋다.

식물
관엽식물 등 보살펴야만 하
는 식물을 두면 일상생활에
더욱 신경 쓰게 된다.

향
감귤계 향은 중추를 자극한다.

공간
누워서 운동할 수 있는 공간을
만든다. 휴식 중 폼롤러 위에 눕
기만 해도 효과를 볼 수 있다.

손 닿는 곳에 살 빠지는 도구
수시로 사용하는 셀프 케어 도구는
TV 리모컨 등과 함께 눈에 띄는 곳에
두어 언제든 바로 쓸 수 있도록 한다.

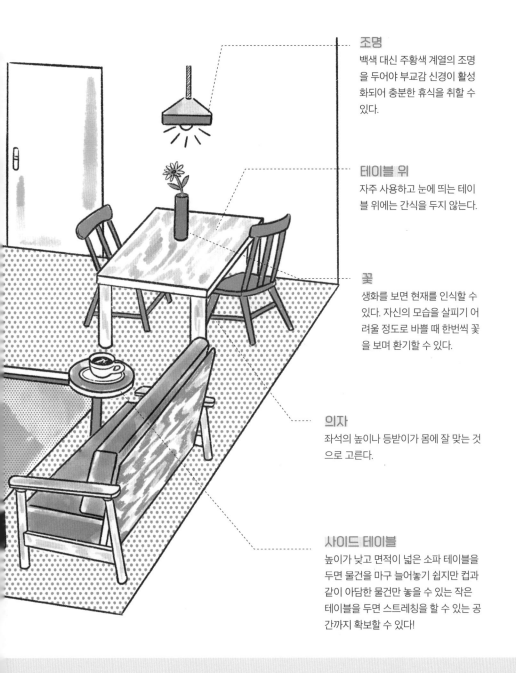

조명
백색 대신 주황색 계열의 조명을 두어야 부교감 신경이 활성화되어 충분한 휴식을 취할 수 있다.

테이블 위
자주 사용하고 눈에 띄는 테이블 위에는 간식을 두지 않는다.

꽃
생화를 보면 현재를 인식할 수 있다. 자신의 모습을 살피기 어려울 정도로 바쁠 때 한번씩 꽃을 보며 환기할 수 있다.

의자
좌석의 높이나 등받이가 몸에 잘 맞는 것으로 고른다.

사이드 테이블
높이가 낮고 면적이 넓은 소파 테이블을 두면 물건을 마구 늘어놓기 쉽지만 컵과 같이 아담한 물건만 놓을 수 있는 작은 테이블을 두면 스트레칭을 할 수 있는 공간까지 확보할 수 있다!

씻을 때도 틈틈이 살 빼는 습관

어깨나 팔 주변의 근육은 뭉치기 쉽습니다. 겨드랑이 림프샘도 자주 막히고요. 저는 목욕을 할 때 손으로 등 전체를 씻으며 견갑골 주변을 풀어주거나 수건을 이용해 팔뚝 살을 빼는 운동을 해요. 몸을 씻을 때도 스트레칭과 운동을 할 수 있어요. 여러분도 목욕 중에 스트레칭하는 습관을 만들어보세요.

샤워하면서 스트레칭

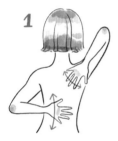

1

두 팔을 등 위와 아래에 대고 등 전체를 문지르며 씻는다.

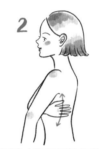

2

반대쪽 손을 사용해 겨드랑이를 씻는다.

> 아래에 둔 손의 어깨가 올라가지 않도록 주의해요. 도중에 좌우 손을 바꿔서 스트레칭합니다.

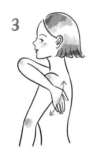

3

반대쪽 손을 사용해 어깨 주변을 씻는다.

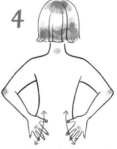

4

두 팔을 등 뒤에 두고 허리 주변을 씻는다.

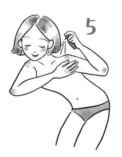

5

스프레이 타입의 스킨을 등에 뿌려서 촉촉하게 보습한다.

욕조 안에서 스트레칭

허벅지 뒤쪽

상반신을 똑바로 세워 앉고 욕조의 가장자리에
발을 걸쳐 다리를 쭉 뻗는다.

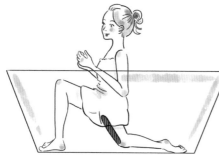

허벅지 앞쪽

욕조 안에서 한쪽 무릎을 바닥에 대고 허벅지
앞쪽을 늘린다. 허벅지 앞쪽은 단단하게 뭉치기
쉬운 부위이니 하반신을 날씬하게 관리하고 싶
다면 일상생활 중 틈틈이 늘려줘야 한다.

등

벽에 손을 짚고 상체는 아래로 숙이며 허벅지 뒤쪽을
늘린다.

다리를 쭉 펴면서
허벅지 뒤쪽을 스트레칭!

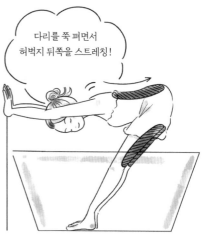

 샤워기 헤드에 염소 제거용 필터를
넣으면 피부 케어에 도움이 된다!

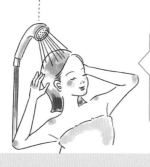

TIP 샤워기는 머리보다 높은 위치에 두자

앉아서 머리를 감으면 허리를 숙이게 되어 안 좋아요. 선 채로 또
는 욕조에 걸터앉아 씻어요. 샤워기는 머리보다 높은 위치에 설
치해서 위를 바라보며 씻으면 가슴을 여는 자세를 취하게 되고
호흡이 깊어져 한결 편안해져요.

매일 욕조에
몸을 담그면 살이 빠진다

하루를 마치기 직전에 반드시 입욕 시간을 가져보세요. 그저 여유롭게 욕조에 몸을 담그는 습관만 들여도 날씬해지는 효과를 충분히 볼 수 있어요.

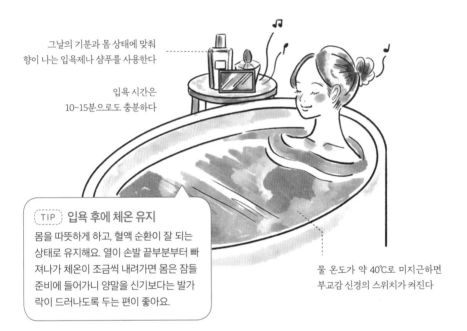

그날의 기분과 몸 상태에 맞춰 향이 나는 입욕제나 샴푸를 사용한다

입욕 시간은 10~15분으로도 충분하다

물 온도가 약 40℃로 미지근하면 부교감 신경의 스위치가 켜진다

> **TIP** 입욕 후에 체온 유지
>
> 몸을 따뜻하게 하고, 혈액 순환이 잘 되는 상태로 유지해요. 열이 손발 끝부분부터 빠져나가 체온이 조금씩 내려가면 몸은 잠들 준비에 들어가니 양말을 신기보다는 발가락이 드러나도록 두는 편이 좋아요.

> **TIP** 몸과 마음을 가꾸는 입욕 비결
>
> 1 입욕 시간은 짧아도 괜찮다. 음악을 듣는 등 기분이 좋아지는 환경을 조성하여 입욕을 우선순위에 두는 습관을 만들어보자.
> 2 욕조 물에 어깨까지 푹 담그는 전신욕을 하면 혈액 순환이 좋아진다.
> 3 여름에도 겨울에도 물 온도는 미지근하게 40도로 조절한다.
> 4 입욕 중에는 향기도 곁들여 더욱 편안하게 쉬자.
> 5 잠들기 90분 전에 하는 입욕은 수면의 질을 높인다.

입욕 때 활용하면 좋은 제품

아로마 제품	입욕제	밤에 입욕할 때 추천하는 향
• 보디케어 제품 • 에센셜 오일 샴푸 • 아로마 오일 • 노송나무 블럭 • 캔들	• 혈류 개선 　→ 탄산 입욕제 • 부종 　→ 소금(바스 솔트) • 피로, 햇볕 그을림 　→ 클레이(흙)	• 휴식, 면역력 향상 등 　→ 라벤더, 타임 • 진통, 보온 등 　→ 네롤리 • 행복감, 집중력 향상 　→ 유향(프랑킨센스) • 불안·불면 해소 　→ 스위트오렌지 • 강장, 혈액 촉진 　→ 삼림계열

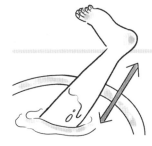

발목 ~ 종아리
위아래로 골고루 움직인다.

욕조 가장자리를 활용한 마사지

몸에 오일을 발라 문지르기 쉬운 상태로 만들고 욕조 가장자리를 활용해 마사지를 해보자. 팔뚝 살, 목, 종아리는 욕조 가장자리에 문지르면 부드럽게 풀기 쉽다.

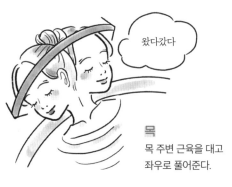

왔다갔다

목
목 주변 근육을 대고
좌우로 풀어준다.

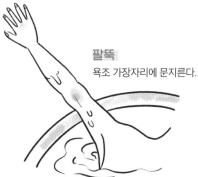

팔뚝
욕조 가장자리에 문지른다.

목욕이 끝나면 드라이기를 활용하자

머리카락과 두피 건강을 생각하면 자연적으로 말리기보다는 드라이기로 바로 말리는 편이 좋아요. 머리를 계속 젖어 있는 상태로 두면 잡균이 번식하기 쉽고, 비듬이나 가려움증의 원인이 되기도 합니다. 머리카락을 감싸는 큐티클은 뿌리부터 머리카락 끝을 향해 겹쳐져 있으니 벗겨지지 않도록 뿌리부터 말립니다. 드라이기는 머리에서 10cm 정도 떨어뜨린 상태에서 바람을 분산시키듯 흔들면서 사용하세요. 두피나 얼굴까지 보호해주는 기능성 드라이기도 추천합니다.

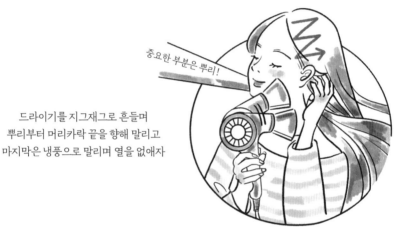

중요한 부분은 뿌리!

드라이기를 지그재그로 흔들며
뿌리부터 머리카락 끝을 향해 말리고
마지막은 냉풍으로 말리며 열을 없애자

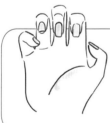

TIP **오일이 묻은 손으로 두피 마사지**
머리를 말린 후 헤어 오일을 바른 후, 오일을 만진 손으로 두피 마사지까지 해보세요. 손가락 끝부분과 첫 번째 관절을 이용해서 마사지를 하고 64쪽(두피 마사지) 내용도 참고하세요!

목욕이 끝나면 드라이기로 온몸을 따뜻하게

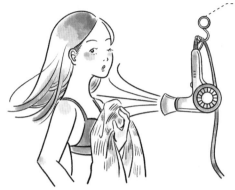

드라이기를
벽에 부착된 고리에 건다

드라이기를 활용하자
샤워만 하는 날이나 욕실 바깥 공기가 차가운
겨울에는 드라이기 온풍을 활용해 몸의 주요 부
위를 따뜻하게 만드는 게 좋다.

몸이 쉽게 따뜻해지는 부위
림프샘이 있는 주요 부위에 손난로
나 물주머니를 갖다 대도 몸이 냉해
지는 현상을 막을 수 있다. 몸을 쉽게
따뜻하게 만들 수 있는 부위들을 표
시했으니 참고하자.

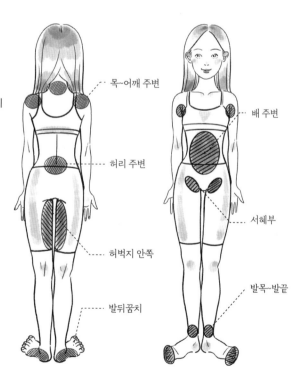

목~어깨 주변

배 주변

허리 주변

서혜부

허벅지 안쪽

발목~발끝

발뒤꿈치

수면의 질을 높여 살 빠지는 몸을 만들자

수면을 제대로 취하지 않으면 자율신경이 흐트러져 몸과 마음의 균형도 깨지기 쉽고 의욕도 사라져요. 또 수면 시간이 부족하거나 수면의 질이 떨어지면 체내에서 과식을 억제하는 호르몬인 렙틴이 나오지 않고, 식욕이 왕성해지는 호르몬인 그렐린이 분비되어 결국 폭음과 폭식을 하게 됩니다.

수면의 질이 높아지면 업무 효율도 좋아지고 몸의 컨디션도 훨씬 좋아져요. 좋은 수면은 날씬해지는 몸을 만들어줄 뿐만 아니라 삶을 잘 살아가는 데 필요한 토대까지 만들어준다고 생각해요.

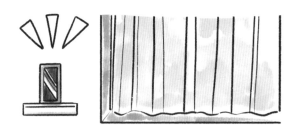

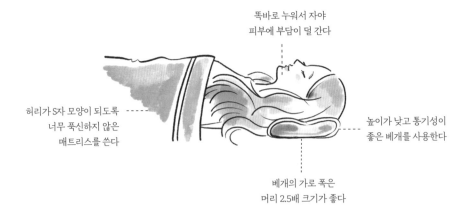

똑바로 누워서 자야
피부에 부담이 덜 간다

허리가 S자 모양이 되도록
너무 푹신하지 않은
매트리스를 쓴다

높이가 낮고 통기성이
좋은 베개를 사용한다

베개의 가로 폭은
머리 2.5배 크기가 좋다

체온 스위치

취침 전 욕실에서 몸을 따뜻하게 만들어 체온을 올린다. 손발 끝에 많이 모인 모세혈관에서 열을 방출하여 체온이 내려가기 시작하면 몸은 잠들기 쉬운 상태가 된다.

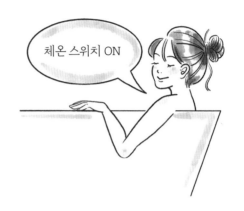

체온 스위치 ON

1 잠들기 90분 전에 입욕한다. 어렵다면 샤워만으로도 좋다.
2 잠들기 직전에 족욕으로 발끝을 다시 따뜻하게 한다.
3 잘 때는 양말을 신지 않거나 발가락 부분이 드러나는 양말을 신는다.

뇌 스위치

잠들기 전 나만의 루틴을 뇌에 각인시킨다. 휴대폰에서 나오는 블루라이트는 뇌에 강한 영향을 주기 때문에 되도록 피한다. 블루라이트 차단 안경을 쓰는 등 대책을 마련한다.

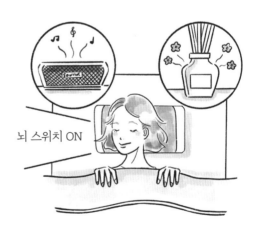

뇌 스위치 ON

1 침실에 디퓨저를 두거나 잠옷을 입고, 음악을 켜는 등 취침 전 루틴을 만들어 자기 전 매일 실시한다(예시는 다음 쪽에).
2 취침 전 휴대폰은 최소한으로만 사용한다.
3 아침에는 햇볕을 반드시 쬔다. 빛을 받으면 뇌가 깨어나 생체 리듬의 스위치도 켜진다. 아침에 생체 리듬을 잘 조절하면 밤에 깊은 잠을 잘 수 있다.

푹 잠들기 위한 잠자리 루틴

눈을 따뜻하게 한다

눈을 따뜻하게 하면 부교감 신경이 활성화되어
전신이 이완되고 곧 깊은 수면을 취하게 된다.

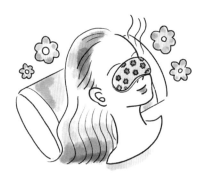

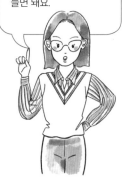

모든 루틴을 따라 할 필요
는 없습니다. 내 몸과 상황
에 맞게 나만의 루틴을 만
들면 돼요.

깊은 호흡에 집중

누워서 배에 양손을 대고 천천히 복식 호흡을
한다. 깊은 호흡은 부교감 신경을 자극하기 때
문에 몸은 점차 편안해지고 졸음이 몰려온다.

편안해지는 환경 만들기

천체투영기로 천장에 비친 별자리를 감상하거나 장작
타는 소리가 나는 캔들을 활용하여 방 안이지만 자연
에 둘러싸인 듯한 기분을 만끽한다.

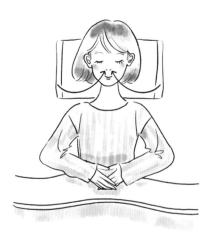

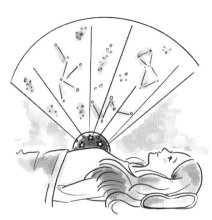

음악 듣기

깊게 잠들고 싶다면 알파파가 나오는 음악, 가사가 없는 기악곡, 물소리와 같이 뇌를 편안하게 해줄 자연의 소리를 들어보자. 타이머가 있어 도중에 음악이 꺼지는 기능이 있다면 더욱 좋다.

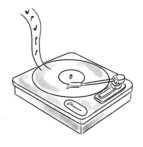

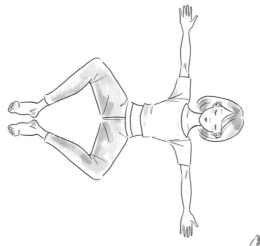

스트레칭

1 이불 위에 똑바로 누워 무릎을 세운 다음 양손을 크게 벌린다. 그 상태에서 무릎을 옆으로 벌려 바닥에 붙이면 서혜부와 어깨가 늘어나 몸의 긴장이 풀어진다.

2 손발을 위로 들어 10~20초간 털듯이 움직인다. 몸이 편안해지며 붓기도 빠진다.

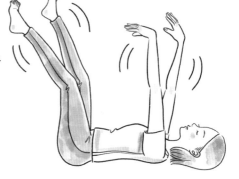

TIP **수면의 질을 높이는 '코 호흡'**

수면 중 호흡은 스스로 알아차리기 어렵지만 아침에 일어났을 때 입안이 건조하다면 입으로 호흡을 하고 있을 가능성이 커요. 입으로 호흡을 하면 입안이 건조해지고 입 냄새를 유발하며 수면의 질과 면역력도 떨어집니다. 마스크를 활용해 코로 호흡을 하도록 노력해보세요.

잠들기 좋은 방은 따로 있다

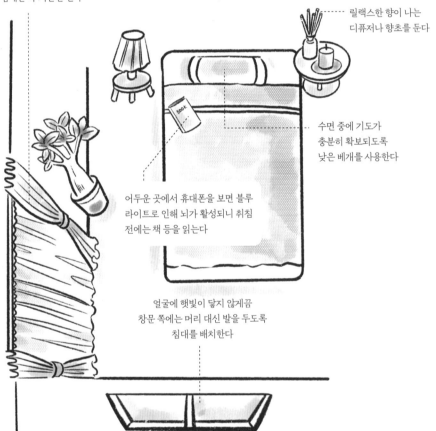

TIP **침실의 온도·습도는?**
- 쾌적하게 잘 수 있도록 실내 온도를 조절합니다.
- |기준| 여름…25~26℃, 겨울…22~23℃
- 습도는 50~60%를 유지해요. 습도가 높으면 덥고 답답하게 느껴집니다. 여름에는 에어컨으로 제습, 겨울에는 가습기로 조절해보세요.

햇빛이 강렬한 여름에는 암막 커튼을 반 정도 쳐서 조절하고, 밤에는 속 커튼만 친다

릴렉스한 향이 나는 디퓨저나 향초를 둔다

수면 중에 기도가 충분히 확보되도록 낮은 베개를 사용한다

어두운 곳에서 휴대폰을 보면 블루라이트로 인해 뇌가 활성되니 취침 전에는 책 등을 읽는다

얼굴에 햇빛이 닿지 않게끔 창문 쪽에는 머리 대신 발을 두도록 침대를 배치한다

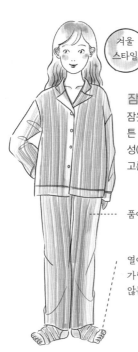

겨울 스타일

잠옷
잠옷은 면, 실크, 오가닉 코튼 등 흡수성(여름)과 보온성(겨울)이 뛰어난 소재로 고른다.

---- 품이 넉넉한 옷

---- 열이 빠져나가도록 발가락 부분을 가리지 않는다

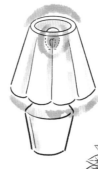

조명
잠들기 전에는 광원이 직접적으로 닿지 않는 노랑~주황 계열의 간접 조명을 켜둔다.

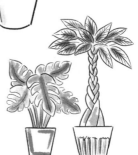

모자가 달린 옷이나 고무 ----
줄로 몸을 압박하는 옷은 피한다

여름 스타일

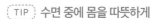

TIP **수면 중에 몸을 따뜻하게**
배 주변을 따뜻하게 해줄 복대 팬티나 심하게 조이지 않는 압박 양말 등 수면 중 몸을 따뜻하게 해줄 아이템을 이용해 혈액 순환이 잘 되는 몸을 유지합니다.

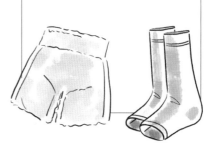

스트레스에 현명하게
대처하는 법

스트레스는 마음 상태나 호르몬 균형, 자율신경 조절에도 큰 영향을 미칩니다. 스트레스란 외부에서 오는 자극을 받을 때 생기며 취업, 이사 등 환경이 바뀔 때 많이 느낍니다. 승진이나 결혼처럼 기쁜 변화에도 몸은 스트레스로 받아들일 때가 있어요. 직장이나 가정에서 자신이 할 수 있는 일보다 더 많은 것을 요구받을 때에도 스트레스를 느낍니다.

스트레스 반응은 건강한 몸을 유지하기 위한 중요한 기능이며 이러한 현상을 '항상성'이라고 합니다. 저는 스트레스를 느낄 때, 어떤 점이 스트레스 요인으로 작용하는지 곰곰이 생각하고 확인해보려고 노력해요.

스트레스 요인을 파악하고 나면 이 스트레스를 어떻게 대처해야 할지 자신과 대화를 나누게 되고, 내가 바꿀 수 있는 일과 바꾸지 못하는 일을 구별하게 됩니다. 그러면 바꾸지 못하는 일에는 손을 떼거나 거리를 둘 수 있어 스트레스의 강도가 조금 낮아집니다.

스트레스를 주는 이벤트를 미리 체크하자

특별히 의식하지 않아도 은연중에 스트레스를 주는 일들이 많습니다. 목록을 참고하여 평소에 의식하지 않았던 스트레스를 인식하고 '아, 내가 이런 일 때문에 스트레스를 받았구나' 하며 관대한 마음으로 자신을 너그러이 대해보세요. 평상시와 달라진 점을 인식할 수 있게 내 모습은 어떠한지 수시로 기록해보세요.

업무·일상

☐ 일이 많아 바쁘다

☐ 업무를 하다가 실수했다

☐ 퇴사했다

☐ 상사에게 지적을 받았다

☐ 새로운 일을 시작했다

☐ 물건을 잃어버렸다

☐ 출근길이 달라졌다

☐ 팀원이 생겼다

☐ 부서 이동을 했다

예전에 저는 제 상태를 알아차리거나 관리하는 일에 서툴렀기 때문에 자주 한계에 부딪혔어요. 건강을 잃고 나서야 그동안 스트레스가 컸다는 점을 깨달았습니다. 이제는 제 스케줄을 보면서 업무에 변화가 많아질 시기가 되면 휴일에도 일정을 비워두고 무슨 일이 생길 때마다 조절할 수 있도록 신경을 씁니다.

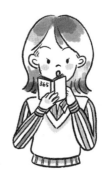

인간관계

- [ ] 친구 관계
- [ ] 연인 관계
- [ ] 부부 관계
- [ ] 업무상 인간관계
- [ ] 일방적인 관계
- [ ] 가족 관계
- [ ] 부모와 자녀 관계
- [ ] 반려동물과의 관계

그 외에 자신을 둘러싼
관계에 대해 적어보자!

인간관계 때문에 피곤함을 느끼면, 상대방과 거리를 두거나 스스로 느끼는 것들을 전달하는 연습을 조금씩 시작해봅시다. 딱히 일정이 없어도 푹 쉬기 위해 무리하지 않고 약속을 거절하는 것도 좋아요. 그리고 대화 시 의견을 공처럼 서로 던지기보다는 함께 쌓아보는 방식을 취하면, 의견을 전달하거나 받아들이는 것에 대한 스트레스가 확 줄어들어요.

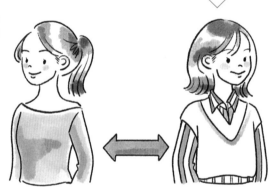

살다 보면 삶에 큰 영향을 주는 일들이 자연스럽게 찾아와요. 사람에 따라 찾아오는 일의 종류도 다르고 각자 크게 받아들이는 일도 다를 거예요. 기쁜 일이라도 스트레스를 느낄 수 있습니다. 여유가 없을 때 여러 가지 일이 겹쳐 생기기도 하는데요. 주변에 '힘들다'고 털어놓기만 해도 스트레스가 꽤 줄어들기도 합니다.

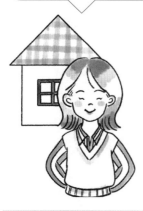

삶에 큰 영향을 주는 일

- ☐ 이사
- ☐ 진급 · 진학
- ☐ 취업
- ☐ 결혼
- ☐ 출산
- ☐ 자녀의 진급 · 진학
- ☐ 이혼
- ☐ 가족과의 사별
- ☐ 질병이나 상처
- ☐ 날씨나 급격한 기온차 (자연재해)

다이어트 편

- ☐ 식생활의 변화
- ☐ 무리한 식사 제한
- ☐ 습관의 변화
- ☐ 과도한 운동

과도한 인내력과 노력이 필요한 다이어트만 하던 시절에는, '스트레스를 받고 → 결국 지속하지 못했으며(좌절) → 요요 현상(폭식)'을 반복해서 겪었어요. 너무 심하게 자신을 몰아세우면 폭식으로 이어지기 쉬운 만큼 몸에 무리가 되지 않는 선에서 조금씩 변화를 늘리는 것이 좋아요.

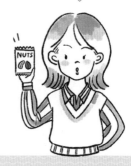

CHAPTER 7

식습관만 바꿨을 뿐인데
살이 빠진다

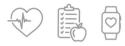

먹고 싶다는 욕구는 살아가는 데 꼭 필요한 생리 반응이에요. 필요 이상으로 억제하면 영양이 부족해지거나 폭식을 하게 됩니다. 저는 식습관을 바꾼 다음부터 늘 정상 체온을 유지하게 되었고, 건강에 적신호가 켜질 일도 확연히 줄었어요. 그리고 예전과 다르게 살찌지 않는 체질로 바뀌기 시작했습니다. 몸에 필요한 음식을 제대로 섭취하면서, 식습관을 조금씩 바꿔보세요. 물론 몸과 마음에 무리를 주지 않는 선에서 말이죠. 제가 지금부터 소개하는 식습관을 잘 참고하시면 5년 뒤, 10년 뒤까지도 아름다운 몸매를 유지할 수 있습니다.

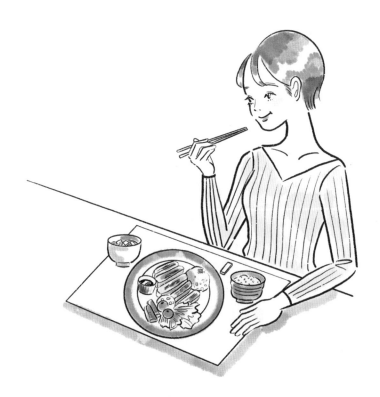

식사의 만족도를 높이자

예전의 저는 먹는 걸 참고 또 참다가 결국 폭발해서 필요 이상으로 음식을 섭취하는 악순환을 반복했습니다. 자신을 만족시킬 수 있는 식사법에 대해서는 전혀 생각지도 못했어요. 휴대폰이나 TV를 보면서 식사할 때의 만족도와 식재료 하나하나에 집중해 식사할 때의 만족도는 전혀 다릅니다. 필요 이상으로 먹지 않기 않으려면 식사의 만족도에 신경을 써야 해요. 칼로리에만 집착하느라 음식의 질이나 균형은 신경 쓰지 않고, 식사 내내 주의 산만했던 저도 조금씩 실천할 수 있었던 방법을 안내할게요!

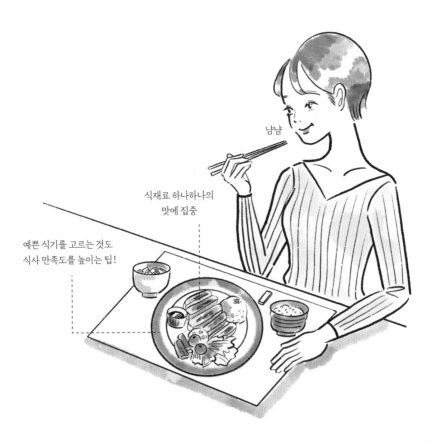

냠냠

식재료 하나하나의
맛에 집중

예쁜 식기를 고르는 것도
식사 만족도를 높이는 팁!

만족도를 높이는 식사 습관 5가지

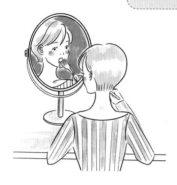

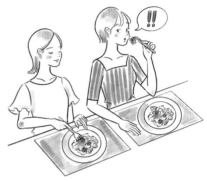

1. 거울 보면서 먹기

너무 성급하게 반찬을 집지 않는지 밥 먹는 모습을
객관적으로 살펴본다. 천천히 정성스럽게 먹도록
의식하는 습관을 들여야 한다.

2. 느리게 먹는 사람의 속도에 맞추기

여럿이서 식사할 때는 가장 느리게 먹는 사람의 속
도에 맞춘다. 올바른 식사 방식을 습관화하는 데 좋
은 방법이다.

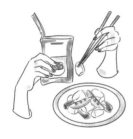

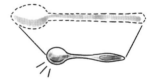

3. 인스턴트·포장 음식도 그릇에 담기

인스턴트 음식이나 포장한 음식을 그릇에 옮기기
만 해도 식사에 집중하게 된다. 식사를 위한 작은
연출을 소중히 생각하자.

4. 크기가 작은 숟가락을 이용하기

작은 숟가락을 사용하면 한입에 넣을 수 있는 양이
줄어들어 천천히 먹게 된다.

5. 식사 중에 물은 한 잔 정도만 마시기

식사를 빨리하는 사람은 별로 씹지 않고 물로 삼키는 경향이 있다. 위액을 옅
게 하지 않기 위해서라도 식사 중 수분 섭취는 삼가고 씹는 횟수를 늘려보자.

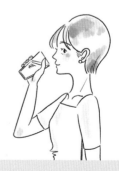

음식을 꼼꼼히 관찰하면서 먹자

여러분은 식사를 할 때 음식에 얼마나 신경을 쓰나요? 입에 넣은 음식을 어느 정도로 느끼나요? 어제 먹었던 저녁은 어떤 맛, 어떤 식감이었나요? 사실 다른 일을 하면서 동시에 식사를 하게 될 때가 많습니다. 식사 방식을 바꿔야 할 분들에게 '마음챙김 식사'를 추천하고 싶어요. 마음챙김이란 '좋다 · 나쁘다'와 같은 가치 판단을 하지 않고, 온전히 '지금의 순간'에 주의를 기울이며 관찰하는 것을 뜻합니다. 마음챙김을 실천하는 데는 명상이 일반적이지만 이 책에서 제가 추천하는 것은 식사법이에요.

마음챙김을 도입한 '마음챙김 식사법'은 먹는 것에 집중하여 현재 입에 넣은 음식을 정성껏 느끼며 식사하는 방식입니다. 혼자서 식사할 때 가끔 실천했더니 식사에 대한 만족도가 높아졌고 현재 자신에 대해 깨닫는 것들이 많아졌답니다. 감각에 집중하는 마음챙김 시간을 보내면 배고픔도 해소되고 머릿속도 상쾌해져요. 꼭 도전해보세요.

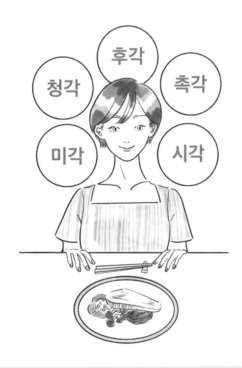

마음챙김 식사법

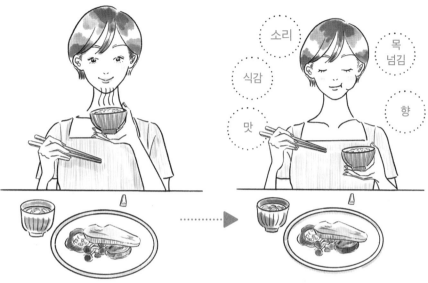

소리
식감
맛
목 넘김
향

1 음식의 색이나 형태를 보고, 향을 맡으며 나 자신에게도 주의를 기울인다.

2 음식을 한입 크기로 떼어서 입에 넣는다. 씹을 때마다 혀에 닿는 감촉이나 식감, 소리, 맛을 충분히 느껴본다. 국물을 마실 때는 목 넘김까지 어떠한지도 살피고 다시 집중해서 먹는다.

Check **식사할 때 꼭 지켜요**
1 식사 중 휴대폰이나 TV를 보는 것을 삼간다.
2 자세를 바르게 하고, 식사에 집중할 수 있는 환경을 갖춘다.
3 오감에 주의를 기울이고 감각을 살피며 먹는다.

처음부터 전부 하려고 하지 말고, 음식 하나씩 도전해요. '이 반찬은 식감이 좋네……'와 같이 생중계를 하듯이 해봐요.

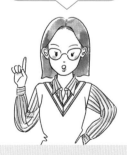

살 빠지는 식습관 3

식습관을 반드시 점검하자

날씬해져야 한다는 생각으로 가득했던 예전의 저는 '먹고 싶다'는 자연스러운 욕구조차 억제했습니다. 먹으면 살이 찐다는 생각으로 원푸드 다이어트만 고집하며 영양 균형이 한쪽으로 치우친 식사를 하기도 했어요.

그렇게 여러 차례 실패를 거듭한 후 제가 깨달은 것은 날씬해지고 싶더라도 먹고 싶은 본능을 무리하게 억제할 필요는 없다는 것입니다. 먹고 싶다는 본능을 충족하면서 대처하는 편이 중요해요.

제가 특히 중요하게 여기는 부분은 영양을 추가하는 식사입니다. 살찌는 원인을 제공하는 음식은 기호품으로 인식하고, 섭취 방식(먹는 빈도나 양, 질 등)에도 신경을 씁니다. 우리의 몸은 먹는 음식으로 만들어지니 섭취 방법을 그때그때 잘 조절해야 해요.

우선 자신의 식습관을 파악해봅시다. 다음 페이지의 항목에 해당되는 습관이 있다면 지금 여러분이 살찌는 원인은 여기에 숨어 있다고 봐야 합니다. 하지만 갑자기 습관을 바꾸려고 하면 요요 현상이 찾아오니 주의하세요. '자신의 습관 파악하기 → 할 수 있는 것을 생각하기 → 빈도 조절하기'와 같은 순서를 거쳐 차례차례 실천해보세요.

식사 및 장 보기 습관을 체크하자

☐ 튀긴 음식을 먹는 빈도수가 높다.

☐ 식사 중에 물을 늘 한 컵 이상 마신다.

☐ 원재료를 제대로 보지 않고 구입할 때가 많다.

> 어떤 재료로 만들어진 상품인지 꼭 확인해야 해요!

☐ 조미료를 살 때 질에 대해서는 별로 생각하지 않는다.

☐ 쿠키나 비스킷을 살 때가 많다.

☐ 요리의 색 배합은 그다지 신경 쓰지 않는다.

☐ 샐러드로는 색이 연한 채소를 많이 고른다.

> 녹황색 채소를 많이 먹어야 살이 잘 빠져요.

☐ 냉장고를 정리하거나 청소하는 일이 거의 없다.

☐ 남은 음식을 버리기가 아까워 전부 먹는다.

☐ 주스로 수분을 보충한다.

☐ 빵이나 과자 코너에 자주 들른다.

☐ 간식을 먹은 만큼 식사 양을 줄인다.

> 식사를 통해 섭취해야 할 영양소가 부족해져요.

☐ 사온 반찬은 그릇에 옮기지 않고 팩에 담긴 그대로 먹는다.

☐ TV나 휴대폰을 보면서 먹는다.

☐ 다른 사람들보다 식사를 빨리 끝낸다.

☐ 정크 푸드나 인스턴트 식품을 많이 섭취한다.

☐ 칼로리 계산을 중요하게 여기면서 먹을 것을 고른다.

> 칼로리만 생각하면 영양 균형이 한쪽으로 치우치니 원재료 표시를 잘 확인하세요!

☐ 과자를 대형 사이즈로 구매할 때가 많다.
   (혹은 많이 사서 쟁여놓는다.)

날씬해지는 간식을 고르자

날씬해지려면 무리해서 간식을 끊기보다는 차근차근 단계를 밟으며 조금씩 거리를 두는 편이 좋습니다. 저는 간식을 살 때 원재료를 체크해요. 혈당 수치가 높아지기 쉬운 백설탕이나 중독성이 높은 이성화당 등의 인공 감미료가 첨가된 식품은 되도록 피합니다. 또 함께 섭취하면 지방이 붙기 쉬운 당질과 지질이 혼합된 식품(케이크, 포테이토칩 등) 대신 당질과 지질이 나뉜 과자를 먹으려고 해요.

현재 자주 먹는 간식을 서서히 바꾸려고 노력해보세요. 원재료 표시를 살필 때 쇼트닝 등 트랜스 지방산도 신경 써서 봅니다. 옥수수유 등의 식물 유지가 원재료에 기재된 과자나 빵은 가급적 안 먹어요. 양질의 지질은 몸에 굉장히 좋지만 가공된 지질이 들어간 식품을 과다하게 섭취하면 여러 가지 악영향이 생기기 때문입니다. 간식 원재료는 꼼꼼히 살피는 편이 좋습니다. 식재료 자체가 그대로 사용되었다면 건강에 해를 끼치지 않겠죠. 또 식사로 보충하기 어려운 영양소를 함유한 간식이라면 우리 몸에 더욱 좋습니다.

식사로 보충하기 어려운 영양소를 채워줄 간식

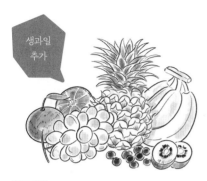

생과일 추가

생과일

과일은 손바닥을 채울 정도로 먹으면 적당해요. 소화가 잘 되는 파인애플, 항산화 작용이 있는 블루베리는 일 년 내내 먹습니다.

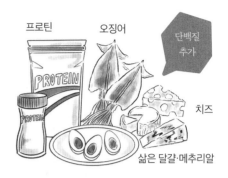

프로틴 오징어 단백질 추가

치즈

삶은 달걀·메추리알

단백질이 들어 있는 음식

식사로 단백질을 섭취하기 어렵다면 프로틴을 추가해보세요. 동물성·식물성 단백질을 골고루 섭취해야 합니다. 소화하는 데 부담이 되지 않도록 꼭꼭 씹어서 먹어야 해요. 삶은 메추리알은 간편하게 먹기 좋습니다.

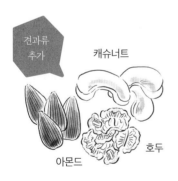

견과류 추가 캐슈너트

호두

아몬드

견과류

하루 한 주먹 분량이면 충분해요. 견과류는 많이 먹어도 괜찮다고 생각하는 경우가 많은데 지질 함량이 높으므로 주의해야 해요. 염분이나 유분이 들어가지 않는 견과류, 한 번에 먹을 양만큼만 소분된 견과류를 섭취하면 좋아요.

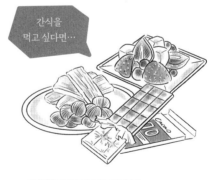

간식을 먹고 싶다면…

원재료가 들어간 간식

어떤 간식을 먹을지 고민이 된다면 본래의 식품 자체가 원재료로 들어간 것을 고릅니다. 예를 들어 초콜릿을 먹는다면 코코아 버터가 첨가된 초콜릿을 추천해요.

발효 식품을 챙겨 먹자

발효 식품이란 식재료를 곰팡이나 효모균, 유산균 등의 미생물 작용으로 발효시킨 가공 식품입니다. 발효를 통해 식재료의 맛을 한층 더 끌어낸 발효 식품은 영양가가 높고, 장기간 보존할 수 있는 식품입니다. 그중에서도 가장 큰 장점은 장내 환경을 정돈해준다는 점입니다. 눈에 보이지 않아 소홀히 하기 쉽지만 소화기관 내에 있는 '장내 세균'이라는 미생물은 장내 환경 정돈에 큰 역할을 합니다.

특히 저는 식탁에 자주 놓는 된장에 신경을 많이 쓰는데요. 된장을 살 때는 원재료를 확인해서 첨가물이 없는 것, 국산 쌀을 사용한 것, 발효를 멈추게 하는 알코올이 들어가지 않은 것으로 고릅니다. 맛에 대해 살펴보면 흰색에 가까운 연한 된장이 달고, 발효가 진행된 붉은 된장은 짜면서도 다양한 맛을 냅니다. 요리에 맞춰 다른 된장을 사용해보세요. 저는 매년 손수 된장을 만들기도 하는데요. 시간에 따라 발효가 진행되는 과정을 살펴보며 발효 식품만의 우수함에 감탄을 금치 못할 때도 종종 있습니다.

낫토

밥뿐만 아니라 된장국에 넣어도 맛있다. 단백질을 추가하고 싶을 때 활용한다. 낫토에 들어 있는 간장 소스 대신 간장 누룩을 섞으면 두 가지 발효 식품을 동시에 먹을 수 있다.

요거트

무가당 요거트를 골라 꿀을 첨가해보자. 아이스크림 대신 냉동 블루베리를 넣어 섞으면 프로즌 요거트가 된다.

치즈

프로세스 치즈는 가공도가 높으니 내추럴 치즈를 고르는 편이 좋다. 간식으로 먹기에도 괜찮다.

조미료

간장이나 고추장, 두반장, 식초 또는 전통 방식으로 만든 혼미림, 남플라는 발효 조미료이다. 요리에 곁들여보자.

음료

홍차, 다시마차, 보이차도 발효 식품이다. 주스 대신 식혜를 마셔도 좋다.

템페

인도네시아의 발효 식품으로 찐 콩과 비슷한 맛이다. 그대로 먹어도 좋고 다이어트 메뉴로 활용하기에도 좋다.

원재료

우선 원재료를 확인한다. 발효를 중지시키는 '알코올'이란 글자가 없는 된장을 고른다. 또 쌀이나 보리가 앞쪽에 쓰인 된장을 고른다.
| 원재료 | 쌀(국산), 대두, 소금

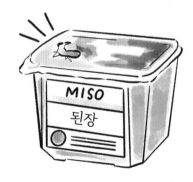

포장 상태

다음으로는 포장 상태를 확인한다. 구멍이 뚫려 있으면 발효가 더욱 진행된 상태라고 봐야 한다. 질이 좋은 것으로 고른다.

폭식을 멈추기 힘들 때는 참지 않는다

폭식을 자주 한다면 평소에 먹고 싶은 욕구를 현명하게 충족할 필요가 있어요. 이때 무엇을 선택하는지가 중요합니다. '참고 싶은 나'와 '좋아하는 걸 먹고 싶은 나' 모두 만족할 수 있도록 조절해야 합니다. 예를 들어 초콜릿 케이크가 먹고 싶을 때는 보통 '먹는다', '먹지 않는다'와 같은 두 가지 선택지 중에서 하나만 고르게 됩니다. 이때 둘 다 충족시키는 선택을 해보세요. 크기가 작은 케이크를 고르거나 초콜릿 케이크 대신에 딸기 케이크를 골라도 좋겠죠. 극단적으로 참는 대신 먹고 싶은 욕구를 누르지 않는 선에서 조금만 먹어 봅니다.

먹고 싶은 음식을 먹되 양이나 횟수를 조절하기 위한 '음식 조절 노트'를 만들어보세요. 무엇을 먹고 싶은지 떠올린 후 욕구를 조절하는 법을 노력 정도에 따라 단계별로 설정해봅니다. 질과 양, 빈도는 그때그때 자신의 상태에 맞춰서 바꿔도 괜찮아요.

노력 단계별 음식 조절 노트

노력 레벨	
0	그냥 먹는다
25	원재료를 체크해서 질이 높은 것으로 바꾼다(예: 올리브 오일을 사용한 것)
50	양을 바꾼다(예: 소량만 들어있는 크기로 구입)
75	질이 높은 것으로 바꾼다(예: 튀기지 않은 것으로 먹는다)
90	빈도를 바꾼다(예: 주 2회에서 주 1회로 바꾼다)
100	안 먹어도 괜찮다(예: 무턱대고 먹고 싶던 욕구가 사라졌다)

노력 단계별 음식 조절 노트 (예시)

의식 레벨	초콜릿 비스킷 편	프라푸치노 편
0	초콜릿 비스킷 정말 맛있네!	프라푸치노를 주 2회 마시고 싶어!
25	비스킷을 제외하고 초콜릿만 먹어야지	우유를 저지방으로 바꾸자
50	밀크 초콜릿에서 블랙 초콜릿으로 바꾸자	프라푸치노에 들어가는 시럽과 크림을 반으로 줄여야지
75	블랙 초콜릿에서 카카오 70% 초콜릿으로 바꾸자	프라푸치노에 들어가는 시럽을 반으로 줄이고 크림은 생략해보자
90	한 번에 먹는 양을 절반으로 줄여보자	2주일에 1회 정도로 마셔야지
100	초콜릿은 가끔만 먹어도 돼	안 마셔도 괜찮아. 차라리 아메리카노가 낫네

무리하게 두 단계씩 건너뛰지 마세요!

먹고 싶은 욕구를 충족하면서 서서히 할 수 있는 일을 늘리는 과정을 표로 만들어보았어요. 직접 써 보며 할 수 있는 일을 파악하되 무리하지 않고 조금씩 시도해보면 됩니다.

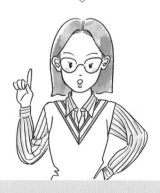

굶는 것보다 골고루 먹어야 살이 빠진다

식욕은 매우 자연스러운 본능입니다. 식욕을 충족시키려면 '먹는다', '안 먹는다'는 선택지에서 벗어나 날씬해지기 위해 필요한 영양소를 '더한다'는 감각을 골라야 해요. '하루 동안 추가해서 먹을 만한 영양 기준'을 소개할 테니 하루에 영양소를 각각 어느 정도 섭취하면 좋을지 참고해보세요.

저도 매일 모든 영양소를 섭취하진 못해도 균형은 맞추려고 노력합니다. 예를 들어 건강한 다이어트에 필수적인 단백질을 살펴볼까요. 뼈나 근육, 혈액 등 우리 몸의 조직은 대부분 단백질로 구성되어 있습니다. 또 호르몬이나 효소를 만들어 대사를 올려주죠. 하루 섭취량의 기준은 체중 1kg당 0.8g이에요. 흡수율은 동물성 단백질 쪽이 높지만 식물성 단백질도 골고루 섭취해보세요.

또 항산화작용이 높은 녹황색 채소도 적극적으로 섭취하면 좋아요. 특히 브로콜리나 시금치 같은 채소는 독소 배출 효과가 뛰어나요. 저는 샐러드를 만들 때 녹색을 중심으로 색을 늘리려고 합니다.

곡물(감자·고구마), 단백질, 채소, 버섯·해조류, 과일, 견과류·씨앗류를 하루에 얼마나 섭취하면 좋을지 손으로 가늠할 수 있도록 준비해보았어요. 손의 크기는 몸의 크기에 비례하니 자신에게 맞는 양을 찾기 쉽습니다.

곡물 (감자·고구마)
양손으로
쥘 수 있을 정도

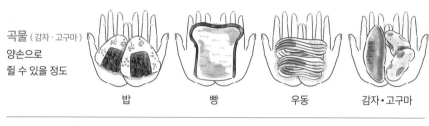

밥   빵   우동   감자·고구마

단백질
한쪽 손바닥×3~4

생선 조각   닭다리살   계란×2, 두부

채소
양쪽 손바닥 가득

 시금치, 오이,
토마토,
브로콜리 등

 녹황색일수록 독소 배출이
뛰어난 엽록소가 풍부하니
색이 진한 채소를 고르세요.

버섯·해조류
한쪽 손바닥

미역, 김,
팽이버섯 등

과일
한쪽 손바닥

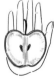

귤은 2개 정도

견과류·씨앗류
손바닥 안에 모일 만큼

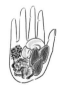

아몬드, 호두, 깨,
캐슈너트 등

식습관을 바꾸려면 냉장고부터 정리하라

저는 냉장고나 부엌의 음식 저장 공간 등 자신이 먹을 음식을 놓아두는 장소는 되도록 자주 정리해서 불필요한 것을 쌓아두지 않도록 신경 쓰고 있어요. 냉장고 안에 들어있는 식품은 언젠가 입에 들어갑니다. 즉 자신의 몸을 구성해나갈 것들이기도 하죠. 식생활을 바꾸려고 한다면 우선 냉장고 정리부터 시작해보세요. 또 저는 식생활을 바꿀 때 자주 쓰는 조미료부터 바꾸기 시작했어요. 할 수 있는 일부터 시도해보길 바랍니다.

조미료를 고를 때 참고사항

기름	병에 들어 있고 가공도가 낮은 제품이 좋습니다. 올리브유나 코코넛유, 참기름, 버터를 사용해요.	기름만큼은 질을 잘 따져야 해요.
소금	미네랄이 풍부한 소금을 고릅니다. 히말라야 핑크 솔트, 게랑드(Guerande)나 누치마스(Nuchima-su)의 소금과 같이 정제도가 낮고 미네랄이 높은 것을 주로 써요.	소금만의 심플한 맛을 곁들일 때도 사용할 수 있어요. 허브 소금이나 트러플 소금이 있다면 맛의 폭이 다양해져요.
미림	단맛을 내려고 할 때 설탕 대신 사용합니다. 다양한 당류로 만들어진 미림은 깊은 맛을 이끌어내요. 물엿이나 포도당이 첨가된 미림풍 조미료 대신 전통 방식으로 만든 혼미림을 고릅니다.	
설탕	불순물이 제거된 정밀도 높은 설탕보다는 장내 세균의 먹이가 되는 영양가 높은 설탕을 고릅니다.	올리고당이나 꿀을 넣거나 정제되지 않은 원료당을 주로 써요.
식초	곡물 식초는 어느 요리에도 잘 맞아 쓰기가 편합니다. 곡물 식초 외에 과일 비니거, 매실초 등도 요리에 곁들여요.	

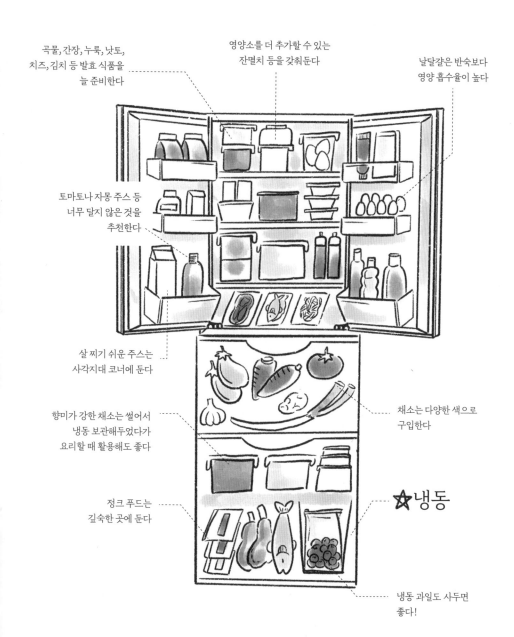

곡물, 간장, 누룩, 낫토,
치즈, 김치 등 발효 식품을
늘 준비한다

영양소를 더 추가할 수 있는
잔멸치 등을 갖춰둔다

날달걀은 반숙보다
영양 흡수율이 높다

토마토나 자몽 주스 등
너무 달지 않은 것을
추천한다

살 찌기 쉬운 주스는
사각지대 코너에 둔다

향미가 강한 채소는 썰어서
냉동 보관해두었다가
요리할 때 활용해도 좋다

채소는 다양한 색으로
구입한다

정크 푸드는
깊숙한 곳에 둔다

☆냉동

냉동 과일도 사두면
좋다!

생리 전 증후군을
현명하게 넘기는 법

여성이라면 생리 때문에 늘 고민이 많을 텐데요. 생리 전 증후군은 생리 시작 전 3~10일 정도 몸과 마음의 컨디션이 나빠지는 증상을 뜻합니다. 생리가 시작되면 자연스럽게 없어지긴 하지만 사람에 따라 증상이 다양하게 나타납니다. 짜증이 나기도 하고, 나른해져 쉽게 피곤해지거나 잘 붓고 피부가 거칠어지며 갑자기 여드름이 날 때도 있어요.

초조하거나 마음에 여유가 없으면 업무나 집안일, 커뮤니케이션에도 영향을 끼쳐 자신을 탓하게 될 때가 많습니다. 이러한 현상은 몸의 변화에서 오는 마음의 반응으로 아주 자연스러운 일이에요. 매달 찾아오는 '내 몸의 정직한 변화'를 알아차리기 위해서도 생리 전 증후군 증상을 기록으로 남겨보길 권합니다.

생리 전 증후군은 날씨와 마찬가지로 스스로 컨트롤하긴 어렵지만 기록이 있으면 일기 예보처럼 참고해 미리 계획을 세울 수 있습니다. '지난달에는 생리 전, 어떤 변화가 있었지?', '지지난달에는 어떤 점에 괴로워했더라?' 하고 돌이켜보면 내 몸과 마음의 변화를 알게 되어 해결책도 생각해낼 수 있어요.

무리하게 참거나 컨트롤 하려는 마음은 옆에 내려두고, '아, 이런 기분이 드네' 하고 자신의 변화를 차분히 느껴보세요.

생리 전 증후군 증상별 대책 및 셀프 케어 방법

부종	바스 솔트나 스크럽 같은 소금으로 케어하면 좋아요. 압박 양말을 신거나 마사지를 해도 효과가 있습니다.
거칠어진 피부 · 여드름	과일을 제대로 섭취해보세요. 저는 생리 전이나 먹는 질이 나쁜 기름을 먹으면 여드름이 생겨요. 그럴 때는 요리에 사용하는 기름을 다시 살펴보고 튀긴 음식을 주의해서 먹습니다.
두통	귀 주변에서 머리 양쪽 옆면을 열심히 문지르거나 벽에 정수리를 대고 누르면서 마사지를 해보세요. 마사지 제품을 사용하면 더 편하게 할 수 있어요.
허리 통증	허리나 배에 통증이 생기면 현미 찜질팩으로 찜질합니다. 저는 허리를 과하게 뒤로 젖히는 습관이 있어서 허리 주변이 좋지 않을 때 폼롤러를 사용하여 스트레칭을 하기도 하지만 대체로 무리하지 않고 누워 있어요.
나른함 · 피곤	무조건 쉽니다. 피할 수 없는 일이 생길 때는 빨리 해결하거나 주변에 사정을 전달하는 등 무리하지 않는 선에서 스케줄을 조절해요.
불면증	밤에 휴대폰이나 TV를 보기 시작하면 어느새 늦은 시간이 될 때가 있죠. 저녁을 먹기 전후의 생활 습관을 다시 살피고, 잠들기 전에 여유롭게 욕조에 몸을 담가보세요. 불면증이 심할 때 병원에서 상담을 받는 편이 좋습니다.
졸음	자는 것 외에는 해결 방법이 없습니다. 수면은 정말 중요해요. 일이 있을 때는 낮잠을 통해 조절하거나 아침에 몸을 깨우는 루틴을 만들고, 명상을 통해 조금씩 가뿐한 상태를 만들려고 노력합니다.
짜증 · 싸움	가족이나 파트너 등 마음을 터놓을 수 있는 가까운 사람과 부딪치기 쉬운데요. 상대방도 어떻게 대처해야 하나 당혹스러울 거예요. 스스로 자신의 증상을 깨달았다면 주변 사람에게 '생리 전 증후군 증상 기록'을 공유하는 것도 하나의 방법입니다. 저도 남편에게 공유합니다.
생리 전 증후군이 심각할 때……	그럴 때는 고민하지 말고 병원에 가서 진료를 받아야 해요. 병원 홈페이지 등을 참고해서 생리 전 증후군에 대한 지식과 이해를 갖춘 산부인과 의사를 찾아가 보세요.

이제 '살' 때문에
몸과 마음을 괴롭히지 말자

"열심히 해도 살이 안 빠져."
"나는 다른 사람보다 살이 잘 찌는 체질이라 노력해도 소용없어."
"난 역시 뭘 해도 안 돼."

이런저런 다이어트에 도전했으나 실패하고 요요 현상을 겪었던 저는 자주 위와 같은 생각을 했어요. 그러다 어느 날 문득 깨달았습니다. 다이어트를 자꾸 실패하는 원인은 방법의 좋고 나쁨을 떠나서 '나 자신과 사이좋게 잘 지내는 법'을 몰랐던 데에 있었다는 것을요.

나만의 속도나 심신의 상태를 무시하고 이를 악물고 노력해야만 결과가 나온다고 멋대로 단정하다 결국 한계에 부딪혀 폭식하거나 무기력 상태에 빠졌습니다. '다들 ○○를 한다'는 세간의 불분명한 기준에 휘둘렸고 나 자신을 부정적으로 대했어요. 앞으로 조금씩 나아가는 나를 제대로 인정하기는커녕 확실히 드러나는 결과만 좇으며 계속 채찍질을 일삼았습니다.

"다이어트를 지속하기 힘들어."
"다이어트 중인데 자꾸 먹게 돼."
"원하는 만큼 살이 빠지지 않아 속상하고 힘 빠져."

혹시 이러한 고민을 하고 있진 않나요? 먹고 싶다는 자연스러운 반응을 억누르며 지나칠 정도로 참거나 결과만 가지고 자신을 몰아세우진 않나요?

그렇다면 이제 슬슬 나에게 적절한 다이어트를 시도해야 할 때가 왔다는 신호로 받아들였으면 합니다. 다이어트 자체가 몸에 무리를 주지 않는지, 많이 먹는다고 자책하며 굶기를 반복하지 않는지, 호르몬에 따라 변하는 자연스러운 몸과 마음을 억지로 컨트롤하려고 하지 않는지 돌이켜 보세요.

이 책은 자신과 잘 지낼 생각은 하지 못하고 억지로 몸과 마음을 컨트롤하다가 결국 지쳐버렸던 제가 어떻게 나 자신과 사이좋게 지내게 되었는지, 어떤 습관을 통해 몸과 마음을 괴롭히지 않고 살을 뺄 수 있었는지 그 비결과 아이디어를 담은 책입니다.

저는 제 몸과 마음의 상태에 맞춰 할 수 있는 일을 시도해 천천히 습관을 바꿔나갔어요. 수많은 방법을 책에 실었지만 우선 지금 할 수 있는 사소한 것부터 실천해보았으면 합니다. 그래야 무리하지 않으면서도 나에게 맞는 확실한 방법을 하나씩 습관으로 만들 수 있어요.

특별히 시간을 내지 않아도 일상에서 시도할 수 있는 습관이 참 많다는 걸 인식하고, 하나하나 자신의 것으로 만들어보세요. 다양한 상황에 맞춰 무리하지 않고 스스로 실천해보길 바랍니다.

이 책에 나오는 마음 수련과 관련된 내용은 심리상담사 이케우치 선생님이 감수해주셨는데요. 그분이 들려주신 '천천히 가야 먼 곳까지 도달한다'라는 말을 독자 여러분께 전하고 싶습니다.

저는 현재 천천히 나만의 속도를 가장 우선시하며 몸을 관리하고 있어요. 예전에는 애를 써야 겨우 해냈던 일도 이제 자연스럽게 습관으로 자리 잡았답니다. 다이어트, 몸 관리, 인간관계, 업무 모두 제 몸과 마음 상태에 맞춰 편안하게 추진할 수 있게 되었어요.

이 책을 읽은 분들이 무턱대고 다이어트를 하거나 삶을 억지로 바꾸려 드는 대신 자신을 더욱 깊게 이해하고 본연의 모습을 받아들이며 조금씩 더 나은 방향으로 나아가길 응원합니다.

집필에 도움을 주신 모든 분, 그리고 마지막까지 읽어주신 독자분들께 감사 인사를 전합니다.

모토지마 사오리

참고 문헌

『스트레스란 무엇인가; 의학을 혁신한 '스트레스 학설'은 어떻게 탄생했는가ストレスと
はなんだろう―医学を革新した「ストレス学説」はいかにして誕生したか』, 스기 하루오 저, 고단샤
『스트레스 심리학; 개인차의 과정과 대응책ストレス心理学―個人差のプロセスとコーピング』, 고
스기 쇼타로 편저, 후쿠가와 야스유키 · 시마즈 아키히토 · 다나카 미유키 · 하야시
야요이 · 오츠카 야스마사 · 야마자키 겐지 · 다네이치 고타로 저, 가와시마쇼텐

감수

이케우치 히데유키

심리상담사이자 커리어 컨설턴트. 개인 · 커플 · 가족 · 경영자를 대상으로 상담을 한
다. 인간관계, 부부 · 가족관계, 트라우마 치유와 회복, 건강을 유지하며 스스로 성장
하고 우뚝 설 수 있도록 돕는다.

옮긴이 **문혜원**

가톨릭대학교 일어일본문화학과를 졸업하고 글밥 아카데미를 수료했다. 현재 일본 동경갤럭시일본어학교
에 재직 중이며 전문 번역가로 활동하고 있다. 책 한 권으로도 인생이 풍요로워지는 경험을 많은 이들과 공
유하고 싶다. 옮긴 책으로는 『식사가 잘못됐습니다 2』, 『손수 만든 채소 절임 요리 315』, 『내장지방 빼는 최강
의 비결』, 『투명한 보석비누 교과서』, 『좋게 말하면 좋을 텐데 말이야』가 있다.

물만 먹어도 살찌는 습관
숨만 쉬어도 살 빠지는 습관

초판 1쇄 인쇄 2021년 12월 25일
초판 1쇄 발행 2022년 1월 3일

지은이 모토지마 사오리
옮긴이 문혜원
펴낸이 김선준

책임편집 이주영 **편집1팀장** 임나리 **디자인** 김세민
마케팅 권두리, 신동빈 **홍보** 조아란, 이은정, 유채원, 권희, 유준상, 송인영
경영지원 송현주, 권송이

일러스트 니시이즈미 유카 **인체 일러스트** 나카무라 사토시 **원서 본문 디자인** 히로타 모에
원서 집필 협력 테라다 카오루 **원서 편집 협력** 노아키 마키코

펴낸곳 (주)콘텐츠그룹 포레스트 **출판등록** 2021년 4월 16일 제2021-000079호
주소 서울시 영등포구 여의대로 108 파크원타워1 28층
전화 02-332-5855 **팩스** 070-4170-4865
홈페이지 www.forestbooks.co.kr **이메일** forest@forestbooks.co.kr
종이 (주)월드페이퍼 **출력·인쇄·후가공·제본** 더블비

ISBN 979-11-91347-63-0 (03510)

(주)콘텐츠그룹 포레스트는 독자 여러분의 책에 관한 아이디어와 원고 투고를 기다리고 있습니다. 책 출간을 원하시
는 분은 이메일 writer@forestbooks.co.kr로 간단한 개요와 취지, 연락처 등을 보내주세요. '독자의 꿈이 이뤄지는 숲,
포레스트'에서 작가의 꿈을 이루세요.